U0075601

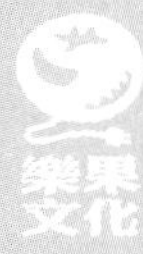
樂果
文化

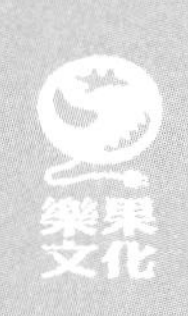
樂果
文化

早く老ける人、老けない人

這樣生活，讓你不變老

延遲老化就從避免糖化開始

作者 米井嘉一

張欣綺 譯

推薦序

抗衰老，永遠不遲

大熊

肥胖讓我「預約中年」

本書最讓我有感觸的就是這句：「肥胖會加快老化的腳步。」我身歷其境，心有同感。

我從小胖人一等，因此，國小三年級就不能使用「兒童票」；國中，體重暴衝至三位數，外型堪稱「成熟穩重」，雪上加霜的還有那副瑪瑙眼鏡，大家幫我取了個綽號叫「校長」，有次還眞的被同學家長誤認爲「訓導主任」！大學時，體重攀向巔峰，與身材嬌小的女友站在一塊兒，可說是一副充滿慈愛光輝的「父女天倫」……

肥胖爲我帶來的超齡糗事，三天三夜都說不完，樂天的我不以爲忤。但隨著年齡增長，我發現「預約中年」的景況不只是「外表」，連「身體」也出現高血壓及心律不整等毛病。內心雖有警覺，但始終得過且過，直到三年前遭逢情傷後力圖減肥，並掌握控制熱量的竅門，體重才從一百三十三公斤減到標準體重八十。

人人都能實現的「奇幻旅程」

我以自己活生生的例子驗證：肥胖帶來衰老。很幸運地，我也體會到，甩開肥肉必有回春效果。在少掉身上五十幾公斤負擔後，我簡直是從「宅胖」變成「超人」。以前走兩步路都氣喘吁吁，現在爬山、跑步、游泳都得心應手。更不用說因肥胖而引起的高血壓等毛病，全都不藥而癒。

二十七歲那年，我終於找回我年齡應有的樣子，這一路，從胖到瘦，從提早衰老到恢復健康，就像〈班傑明的奇幻旅程〉裡的情節。雖然「返老還童」是虛構的電影故事，但是，只要觀念正確、用對方法，想要延緩老化、找回青春，絕對不是無法實現的夢想。

作者米井嘉一醫師在本書提到，他想要傳授的抗老術，並非「一擲千金的奢華回春術」，而是「適用所有人」的生活方式，這點與我的理念相同。正因爲減肥族的切身之痛就是花大錢買商品，到最後卻「人財兩失」，痛定思痛後，才發現青春與健康用金錢買不到，只有自我健康管理才是不二法門。而作者精解學理並分享其臨床經驗，切重要點、平實穩健，不誇大、不武斷，這一點我很肯定。

其次，本書從「對抗糖化」、「玄米主義」、「五色蔬果」、「音樂療法」等概念談起，舉出許多能應用於生活的健康對策，深入淺出、講理透徹，讓讀者在實踐時更能心領神會，不會有道聽途說的迷惘。我也十分認同這些抗老化的理念，它與保持理想體重的方法有異曲同工之妙，其實，「永保青春」與「減肥成功」都來自於健康的生活。

老化是必經的生命歷程，因此不管是什麼年齡層的人，都該學習如何健康養生。特別是所有與肥肉纏鬥的胖子國民們，我們更需要這本輕鬆抗老的know how，因爲肥胖使我們成爲老化的高危險群。其實，只要願意改變生活習慣，就能夠擁有理想的體重與身材，身心狀態也能變得年輕有活力。

肥胖與衰老，是人生必經歷程，我提早經歷了這些，現在終於明白健康的眞諦，成功找回青春與活力。對於這些生命課題，我永遠感恩，我也相信，努力永遠不遲。我想用〈班傑明的奇幻旅程〉的對白，爲全世界人類所追求的不老之夢下個註腳：「一件事無論太晚，或者太早，都不會阻攔你成爲你想成爲的那個人。」

你，不老了嗎？

編按：本文作者著有《請你跟我這樣瘦》與《瘦子想的跟你不一樣》，其部落格被譽爲「甩肉力最強」的華文減肥網站。www.wretch.cc/blog/bearwifelove

這樣生活，讓你不變老

延遲老化就從避免糖化開始

前言——最新醫學揭露「老化」新常識

老化從氣開始．老化可以預防

怎麼樣的生活方式可以使人不會老呢？很多人會懷疑，「那是不可能的吧？」然而，你現在手上不就正拿著這本以「抗老」為主題的書嗎？只要你心裡有點這樣的想法，「如果自己也可以學會如何抗老的話，那我眞想放手一搏……」那麼抗老對你來說就絕對不會是件難事。

自古以來有句話：「病是從氣開始。」同樣的道理，「老化是從氣開始」。很多人在暮然回首時才感覺到身體日益衰弱，只好聳聳肩無奈的想著「我已經老了吧」、「老化也是無可奈何的事」，無奈的抱著束手無策的放任態度。尤其是外表看起來比實際年齡衰老的人，更容易因為這種負面的情緒而加快自己老化的腳步。

對於致力推廣抗加齡醫學的我們而言，支援樂觀面對抗老的人一點也不是件難事。真正讓我們感到棘手的是，要如何使對抗老沒有信心、早已舉白旗的人振作起來，面對抗老。值得慶幸的是，有緣接觸本書的你可以說是已經踏出抗老作戰的第一步。

一直到現在，在我對抗加齡醫學研究全力以赴的同時，我的另一個身分是為患者提供檢查與治療服務的內科醫師。醫院裡處處可見因為不同症狀而前來求助的男女老幼。有些人做了檢查後即可發現明確的病症，但另一方面，在某些有「睡不著」、「很容易感到疲累」、「無法久站」等毛病或自覺症狀的人身上，卻常常找不出真正異常的狀況。

或許這就是所謂的「因年歲增加而自然發生的現象」。有很多醫生也會以「年紀大的關係吧」來做結論。但是，我個人並不想對患者做這樣的交代。

這是因為臨床研究或學術界的科學實驗資料，以及我本身所進行的研究成果都支持著「**老化是一種疾病，可以治療、也可以預防**」的說法。

本書以深入淺出的方式，說明最新的抗老術・抗加齡醫學所揭露的「老化機制」，同時亦介紹有效延遲老化速度的方法。在你對老化過程有所了解、能泰然接受年歲增加的事實後，你就可以積極實踐本書介紹的抗老方法，以「不會老的生活方式」來面對你的人生。

在這裡我要先介紹一些與老化有關的「新常識」。其實在一般民眾街頭巷尾口耳相傳的健康資訊裡，充斥著不少與老化相關的錯誤常識。

老化是自然現象、無法救治？

本書一開始就提到，老化是疾病的一種，可以治療，也可以預防。

到目前爲止，「老化」就如同誰也無法阻止太陽的西沉現象一般，醫學界也對老化現象束手無策，只能默默接受。

但如果以「老化過程本身就是一種疾病」的角度來探討老化成因，或許可以找出克服老化的治療方法。這就是抗加齡醫學的理論基礎。

儘管我們認爲「老化是一種自然現象」，但不可忽視的是，現今社會裡有很多人因爲習慣便利的現代生活而導致「不自然的提早老化」。

有錢人才能維持年輕與美貌？

本書想要傳授的抗老術，並非是美國富豪一擲千金的奢華回春術，也不是爲維持年輕樣貌而必須持續注射荷爾蒙的美容醫療術。本書所介紹的是任何人都可以確實做到的抗老生活方式，例如，實行均衡的飲食計畫、妥當的進食方式、適度而有效的運動、戒除不好的生活習慣、強化自身的抗壓性、依情況需要攝取維生素或荷爾蒙等。

本書所提倡的抗老方式，不但可以改善生活習慣、使人充滿活力，也不需要投注大量的金錢來實踐。

如果我們可以不生病、健康過日子的話，那也就不用擔心將來的醫療及看護費用。

閱讀完本書後，請你找一個對你來說能輕易做到的抗老生活方法，從這裡開始你的「不老生活」。這可是不需要任何額外花費的呢！

體型豐滿的人比較不會老？

被認為豐滿的人其實也是有某種程度的肥胖，如果對著一個隨著年歲增加而變得更豐潤的人說：「你這樣剛剛好」、「你看起來很有福氣」，而使這個豐滿的人沒有自己是肥胖者的自覺，那可是會害到人的。無論是女性或男性都會因為年齡增加而導致肌肉鬆弛、基礎代謝量減少，進而變成容易肥胖的體質。不可忽視的是，肥胖會加快老化的腳步，這也是造成疾病的成因之一。

特別是現在大家都熟知的內臟脂肪型肥胖。內臟裡囤積過多脂肪的人容易成為「代謝症候群」的高危險群。

肥胖的人如果有「小腹便便」的體態，那正是內臟脂肪囤積過多的徵兆。最新的研究結果顯示，內臟脂肪細胞有其獨特的危險活動，甚至有蘊釀生命危險的可能性。本書稍後會對此做詳細的解說。

無論是從抗老的觀點或是預防慢性病的觀點來看，肥胖都是健康的大敵。反過來說，實踐抗老的生活方式就等於能達到使身體緊實的目的。

貫徹玄米菜食主義（長壽飲食法）的人比較長壽？

玄米（糙米）的營養價值高、纖維豐富，在此建議將玄米納入你的飲食菜單裡。以蔬菜爲主的飲食生活的確與抗老有很大的關聯性。身體出現代謝症候群警訊、體內有內臟脂肪囤積的人，可以試試將玄米菜食的主張應用在日常飲食生活裡。

要注意的是，並不是所有的人都適合持續進行避開肉類的極端式玄米菜食餐。牙齒排列不好的人、咀嚼習慣不好的人，容易因此引起消化不良。而對於面黃肌瘦的人來說，最重要的是從肉類、魚、蛋等攝取優質蛋白質，確保營養均衡的飲食。

「已不需要再瘦下去了？」愈是外表看起來很瘦的人，愈有勉強自己進行極簡飲食的傾向，這種人將來的健康狀態眞是令人擔心。瘦並不等於健康。身體必要的皮下脂肪如果不足的話，容易造成筋肉或骨骼的衰弱，反而會加速身體的老化。

身體狀況不佳的人最好避免進行玄米菜食餐，或以單一食品減重的極端飲食。應該要做的是，仔細檢視自己的體型、健康狀況、個性等。彌補不足、抹去稜角，截長補短的平衡觀感是非常重要的。

外表年輕的人都很健康長壽？

所謂的抗老，基本上就是要保持「比實際年齡年輕」的狀態。因此外表的年輕狀態當然很重要。也就是說維持「肌膚年齡」的年輕狀態是很重要的。然而，儘管使皮膚的老化止步是保持年輕的重點，但如果只能保持肌膚的年輕，其他部位卻持續老化，將造成不平衡的生理狀態。

「年輕狀態」可以從「肌膚年齡」、「骨骼年齡」、「肌肉年齡」、「心臟．血管年齡」、「腦．神經年齡」來判斷。如果能均衡維持各項的年輕狀態，那才是眞正的抗老。

很多人錯誤的以爲抗老就是「除去皺紋的美容整型」，然而除皺手術充其量只是裝年輕，總有被剝下面具的一天。

我所提倡的抗加齡醫學是以成爲「百壽者＝超過百歲、健康有活力的人」爲目標，重視上述五項年齡之年輕狀態的均衡維持，避免造成某項年齡狀態呈現衰退的現象，也就是「不要製造弱點」。

高齡者所承受的壓力比人生巔峰期的人來得少？

在這景氣前景瀰漫著不安氣氛的當下，身爲現代人的我們並非處於一個安穩平和的環境，而是生活在一個充滿壓力、閉塞感強烈的社會裡。近年來，不論是年輕世代，還是三、四十歲工作力旺盛的時期，都感受到壓力無情的侵襲。其實，撇開時代或環境的影響，從老化的機制來看，容易感受到壓力的應該是高齡者。

這是因爲體內對抗壓力的荷爾蒙會隨著年歲增加而減少，還有影響情緒穩定性的神經傳達物質也會減少。這些分泌量的減少會使人變得很容易生氣、很難相處、很難從沮喪的狀態中平復。因此，有些老年人情緒起伏激烈，這與「老年人優雅穩健」的一般印象背道而馳。

隨著年歲的增加，也有人開始有自閉傾向，悶在家裡拒絕與人交流，使自己陷入身心崩潰的惡性循環。

如果心靈不健康，連帶著也會失去活力。這樣的狀態也就是所謂的「老化」。除了維持身體實質的健康外，施行適當的壓力管理以維持心靈健康也是抗老醫療的必要考量。

大家都一樣會變老、不用緊張？

實際年齡相同、但外表看起來卻有年齡差距的人很多。三十歲、四十歲、五十歲、六十歲、七十歲的實際年齡雖然相同，但身體的老化程度卻因個人而異。年輕時的差距可能沒什麼，然而隨著年齡的增加，老化的差距可能會愈來愈大，五十歲以後，實際年齡的數字已經沒有什麼意義。取而代之的是，反應個人生活品質的身體狀態、精神活力等生理年齡。

實際年齡的數字都一樣是一年長一歲，但顯示身體年輕狀態的生理年齡卻是不平等的增長。也就是說，人並不是以同一個速度老化的。你希望你的身體比你的實際年齡老得快嗎？還是希望你的實際年齡先走，但你的身體仍能停留在年輕狀態，悠哉的過著快樂幸福的每一天？

只要不是神經太大條的人都會回答說想要後者吧。雖說沒有必要太過於著急，但如果什麼都不做的話，不平等的身體老化就會發生在你身上。

「長壽」會受到遺傳因子的左右，努力也沒用？

「祖母或曾祖母都是長壽的人，我們是長壽家族，不用擔心」、「我們是容易得癌的家族，好擔心……」，似乎有不少人認爲遺傳因子是影響健康或長壽的要素之一。

長壽的狀態確實是有三到四成會受遺傳因子的影響，但並不是完全被遺傳因子所控制。一個人能否有長壽又生活品質良好的人生，這與他的生活習慣有很大的關聯性。

現代科學已確認了生物的體內裡有「長壽遺傳因子的存在」，也有很多研究資料顯示，「在人類族群裡，日本的沖繩島有很多帶有長壽遺傳因子的人」。順道一提，也有人邀請我參與關於遺傳因子的研究。

長壽遺傳因子的研究聽起來似乎是抗老醫療的醫師應該爭相挑戰的領域，但我個人並不認爲這有多大的意義。因爲，人體內有沒有遺傳因子是個先天決定的條件，並無法因後天的努力而改變。與其研究哪種人有或哪種人沒有長壽遺傳因子，倒不如研究體內無長壽遺傳因子的人應該怎麼努力才能達到健康長壽的目的，這才是有意義的事。

體內有長壽遺傳因子的人剛開始雖然占了先天的優勢，但也有可能因爲後天生活習慣不佳而難以達成健康長壽的福願。另一方面，體內無長壽遺傳因子的人如果能提早實踐抗老的生活方式，反而很可能得到健康長壽的幸福結果。認爲「生長在長壽家族的我一定可以長壽」的人，更要注意因疏忽而造成的遺憾。我們觀察粒線體裡的長壽遺傳因子的活動狀態就可以發現這個理由。粒線體是存在於細胞內的微小細胞器，負責進行利用氧氣使有機物氧化產生熱量的活動。在熱量生成的過程中同時也會有活性氧的產生。

相信很多人都聽過活性氧，它是一種使細胞氧化，進而促使老化提早發生的物質。帶有長壽遺傳因子的粒線體其除去自由基的能力比一般的粒線體要來得高。儘管帶有長壽遺傳因子的人，其體內除去自由基的能力高人一等，但如果這個人有抽菸的習慣而使體內的自由基大大增加，長久下來，他體內的氧化狀態可是會比體內無長壽遺傳因子的人要來得糟糕。

所以說帶有長壽遺傳因子的人不一定就眞的能健康長壽，生活習慣的影響是不容小覷的。

出身於健康長壽家族的人，如果過著抽菸、喝酒、沉迷賭博、胡亂吃喝的頹廢生活，那麼不用多久身體就會呈現老化的狀態了。

另一方面，體內沒有帶長壽遺傳因子的人只要能實踐「不變老的生活方式」，也能有足夠的健康長壽。

回春開關的種種◎其1

什麼是回春開關？

一個細胞裡存在著數千種不同功用的基因。

但並不是所有的基因都同時處於活動狀態。細胞裡同時有活動中的基因（開關開啓）、也有休止中的基因（開關關閉）。有些與老化有關聯性的基因在人體年輕時呈現開啓的狀態，但人體老化時則呈現關閉的狀態；相反的，另外有些與老化有關聯性的基因則是在人體年輕時呈現關閉的狀態，但人體老化時則呈現開啓的狀態。

例如，具有合成蛋白質功能的基因在年輕時呈現開啓的狀態，使得蛋白質合成作用進行活絡。一旦成為高齡人體後，具有分解酵素功能的基因開關開啓，體內蛋白質紛紛被分解。也就是說，年輕人體與高齡人體體內同一種與抗老相關之基因的開啓或關閉狀態並不一樣。基因的開關機制，就如同配電盤的開關機制一樣。

回春的開關就是將高齡模式的開關狀態調回年輕模式的開關狀態。

進行研究時發現，實驗動物在受到飢餓襲擊或寒冷刺激時，體內基因的開啓．關閉狀態會有所變化。面對種族存亡的危機時，在無論如何要活下去的意念之下，基因的開關模式會朝著為了保存種族而必須延續壽命的方向做改變，刺激為了保存種族而追求異性的本能。

關於這種現象是否能適用在人類身上還是個未知數。不過，與飢餓或寒冷刺激同屬類似行為的有斷食、瀑布修行、冷天游泳等。

研究報告顯示，男性在進行瀑布修行或冷天游泳等活動時，精子的數目會增加，這對荷爾蒙年齡的回春來說或許是個好結果。

另一方面，地板暖氣也是不容忽視。對女性或老年人而言，令人感到舒適的地板暖氣是有助益的。但是，對幼小的男童或青少年而言，使睪丸處於保暖狀態似乎不見得是好事。最近出爐的報告指出，男性的精子數有減少的傾向，這可能也與現代生活習慣產生的影響脫不了關係。

目次 ● CONTENTS

這樣生活，讓你不變老

目次 CONTENTS

第3章　實踐抗老化飲食生活……103

目次 ● CONTENTS

目次 ● CONTENTS

第1章
快速老化的人體燒焦了！

體內的焦糖化反應就是解開老化的關鍵

最近，醫學界開始注意到某種體內反應與老化現象有著密不可分的關聯性。那就是糖化反應。

我們在為一些快速老化的人或因生病而老化的人進行診斷時發現，他們所患的疾病種類雖然有所不同，但從分子層級做觀察的話，都會發現有所謂的糖化反應。氧化是指身體生鏽的現象，而糖化則是指身體受到如同燒焦般的嚴重傷害，使得患者提早觸碰到開啓老態模樣的開關。

在這裡我要為大家說明，我們周遭的生活環境裡實際上是充滿了哪些催生體內糖化反應的要素。

糖化反應是指，蛋白質、脂肪等與葡萄糖產生化學作用而改變性質的反應。西元一九一二年由法國科學家梅納（L・C・Maillard）提出，據此亦命名為梅納反應。

糖化反應的實驗即是以加熱胺基酸與葡萄糖之混合物的方式來進行。在加熱的過程中，該混合物的顏色會漸漸變成褐色。其實在我們的日常生活裡也很容易看到這樣的化學反應，我就舉個煎鬆餅的例子來說明吧。煎鬆餅時，我們會將砂糖、麵粉加入牛奶裡，與蛋一起攪拌後做成麵糊，然後將麵糊倒入煎鍋裡加熱。在麵糊慢慢凝固的同時，不但有濃郁的煎餅香味撲鼻而來，淡黃色的麵糊也會變成褐色的鬆餅。這就是所謂的梅納反應——糖化反應。除此之外，將砂糖混合一些飲用水煮成淺褐色的麥芽糖、用醬油或味噌烹調料理時所產生的香味，也都是糖化反應。「焦黃的色澤」、「濃郁的焦糖香味」、「調味料香味的釋放」等，像這些烹飪時所產生的糖化反應，似乎是個正面的作用。然而，當糖化反應發生在我們的體內時，卻變成一件非常危險的事。

科學家在西元一九九八年時發現，人體內的血紅素（運送氧氣的蛋白質）與血液中的葡萄糖會起化學作用，產生糖化反應。這種血紅素被稱爲「醣化血紅蛋白」（Hemoglobin A1c），它其實就是一般人所熟悉的糖尿病檢驗數值裡最具代表性的數值「醣化血紅素」（Glycosylated Hemoglobin）。糖尿病患者的醣化血紅素數值比正常人體的數值要來得高。

最可怕的是糖化與糖尿病併發症的關係了。糖尿病的患者因爲體內血液葡萄糖濃度比健康人要來得高，相對的就比較容易引起糖化反應，進而促使糖尿病情的加重。如此一來，便很有可能會提早引發糖尿病併發症。

糖尿病併發症的惡化將帶動身體的老化現象，這與因爲年歲俱增的自然老化並不相同，這是「患病的老化」。糖化反應引發異常快速的老化反應、造成快速老化的體質。

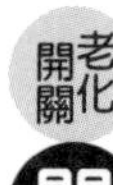

「我只是糖尿病高危險群，不用擔心吧？」這樣的想法很危險！

很多糖尿病高危險群的人似乎不認爲自己與糖尿病患者具有同樣的老化條件，認爲自己的身體問題不大。其實，這群人是非常需要有危機意識的。

雖然糖尿病高危險群在現階段可能還是屬於正常老化的標準，但還是很有可能因爲擁有比一般人容易起糖化反應的體質而較容易提早誘發老化現象。

如果不改善使自己變成糖尿病高危險群的生活飲食習慣，那會很容易因年歲的增加而拉開與健康人體之間的老化差距，十幾二十年後會累積成非常大的老化差距。等看到有如此嚴重的差距才想要治療時，早已經後悔莫及了。

糖尿病高危險群也就是患病的老化危險群。不久以前，九州大學的研究結果顯示了令人驚訝的數據。報告指出，與非糖尿病患者的正常人相較之下，糖尿病患者及糖尿病高危險群的人罹患阿茲海默症（老人痴呆症）的機率高了四．六倍，又，罹患癌症並死亡的機率是三．一倍，導致心肌梗塞的機率是二．一倍，而導致腦梗塞的機率則高了一．九倍。

再加上併發症，糖尿病及糖尿病高危險群的人體明顯構成威脅生命及生活品質的各種關聯性疾病的溫床。因此，糖尿病高危險群必須意識到正確的飲食生活對策是對人體健康非常重要的。

「糖尿病」與抗老的深層關係

在日本，糖尿病患者的急速增加，使得糖尿病被冠上國民病的稱號。「二〇〇二年度糖尿病實態調查報告」指出，「高度疑似糖尿病患者」約有七百四十萬人，與「無法排除罹患糖尿病可能性之人」合計起來約有一千六百二十萬人。每六．三位成人裡，就有一位是糖尿病患者或糖尿病高危險群。

大多數的糖尿病患者在接受診斷之前都沒有發現自己有糖尿病，患者也從不積極實踐有益健康的飲食療法或運動療法。這也是糖尿病治療上最困難的部分。就算沒有糖尿病的症狀，但人體若是長期處於高血糖狀態，則容易促進體內糖化反應，進而促使糖尿病併發症的惡化。糖尿病併發症是沒有初期症狀的，患者通常絲毫不會察覺自己身體有異，但他的體內早已演奏著糖化反應與糖尿病併發症的交互惡化進行曲……，這就是糖尿病的恐怖之處。

現在，一年約有四千人因糖尿病網膜症的併發而造成高度視力障礙，約有一萬四千人接受糖尿病併發腎臟病的透析治療。一年約有一萬人因為糖尿病性神經障礙而切除腿部，更有約四〇%～五〇%的糖尿病患者是因為糖尿病性血管障害而引起的心肌梗塞或腦梗塞而死亡。也有資料顯示，糖尿病患者的平均壽命與日本人的平均壽命相較起來，男性患者平均短少九．四歲，而女性患者則平均短少十三．五歲。

當這樣的事實與報告擺在眼前時，對於身為抗老醫療研究先驅的我們而言，刻不容緩的重要課題即是找出糖尿病併發症的發病誘因與惡化的結構性成因，同時確立有效的治療方法。

若要預防糖尿病高危險群進一步變成糖尿病患者，其最有效的方式就是改善生活習慣。而糖尿病患者若能謹慎的管制自身的血糖值，就可以過著不使併發症誘發的穩健生活。具體而言，空腹時的血糖值必須維持在110mg/dl以下，醣化血紅素值則維持在五．八%以下，誘發併發症的機率就會下降。

也就是說，實踐抗老生活習慣以阻止體內的糖化反應，與預防糖尿病併發症之間有著很緊密的關聯性。

老化開關 開

糖化使肌膚失去彈性及透明感

對於想要維持光滑有彈性的美麗肌膚的人來說，糖化正是避之唯恐不及的體內反應了。與肌膚老化有關的「抗氧化護理」早已廣爲人知，而聲明抗糖化護理也同樣重要的主張也在最近浮上枱面。

糖化反應所引起的肌膚衰老現象究竟是怎樣的一個狀態呢？其實，只要觀察糖尿病患者的膚質變化就可以略知一二了。糖尿病患的病情愈來愈嚴重時，肌膚就會變得失去彈性、鬆垮、黯沉，狀況明顯到門診的醫生只要目視人體肌膚的表面狀態，就可以判別出應該是病情滿嚴重的糖尿病患。

膠原蛋白纖維是使肌膚保持彈性的皮膚構造組織，而糖化是一種破壞膠原蛋白纖維構造的體內反應。糖化反應將使肌膚失去正常的彈力，使肌膚變得沒有彈性、沒有光澤。再者，糖化反應所產生的老廢物會積留在皮膚細胞裡，形成黑斑或黯沉肌膚，肌膚就因此失去了透明感。

最近的研究發現，到現在被我們通稱爲「老廢物」的物質裡，其實有很多成分是由糖化反應所產生的。

這一章開始時有提到，糖化就是身體呈現燒焦狀態的反應。同樣的，對皮膚來說，糖化就是皮膚呈現燒焦狀態的反應。也就是說，因糖化反應而造成皮膚的蛋白質、脂肪等成分變成燒焦狀態。而膠原蛋白的蛋白質或櫟精纖維等的蛋白質被破壞、燒焦後，皮膚即失去了彈性。

老化開關 開 糖化使排毒療程及防曬護理白費心機

近年來，為保養肌膚而進行的老廢物排出療程大受女性歡迎。有一種排毒方法稱為「便祕解除法」。便祕就是排泄物停留在大腸裡過久，惡質菌繁殖而產生對人體有害的毒素。這些毒素會穿過大腸壁、進入血液，跟著血液循環全身。同時毒素也會附著於皮膚組織上，這也是痘痘或疹子等的成因。

在此，如果體內有了產生老廢物的糖化反應，等於是產生了有加乘效果的老廢物，更會製造出青春痘、疹子、瘡皰等各種惱人的皮膚問題。

糖化反應會使肌膚失去彈性、有光澤度的透明感。一旦體內的糖化反應破壞了蛋白質組織，那麼，為維持亮麗肌膚而勤做保養、進行排毒療程、紫外線防護處理，以及保濕護理等的一片苦心，也將如同把石子投入大海般的毫無回應。

防止氧化當然很重要，但只有抗氧化護理並不足以使肌膚維持良好狀態。以前大家對皮膚老化的認知是，氧化的影響占了八成。但最近的醫學研究結果則顯示，氧化與糖化共具有八成的影響力。而到底氧化與糖化影響的比重各占了多少，這並沒有一個定論。但不可否認的是，抗糖化護理與抗氧化護理同樣有其必要性與重要性。

所謂的抗糖化護理，就是本書所提到的，不使血糖值劇烈上升的飲食或運動等生活習慣。至於直接對肌膚進行的護理，除了大家所熟知的紫外線防曬護理或保濕護理之外，在美國已有販售添加抗糖化物質的護膚保養品，在日本也有推出以不同形式添加防止糖化成分的保養品。

個人認為，要維持良好的肌膚狀態，首先要從改善生活習慣做起。先致力於建立良好的生活習慣，從容的等候有效抑制肌膚糖化的保養品問世。

老化開關 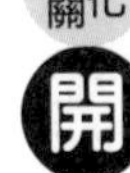

飯後血糖值超過二百的人要注意了！

看到這裡，相信很多人心裡已有「盡可能的不要使體內產生糖化反應」的警惕，但或許也有人不安的想著：「我體內是不是有糖化反應了？」想要知道體內的糖化反應進行到什麼程度，就必須要測量糖化反應所產生的老廢物量，基本上只要測量血糖值就可以大致掌握體內的糖化程度。

簡單的進行方式就是，在用完餐後使用市售的血糖值測量器看看血糖值是多少。餐後血糖值上升至二百至二百一十左右的人，可以判定爲其體內有略微顯著的糖化反應。健康檢查時所測出的血糖值及醣化血紅素落在正常標準值範圍、但餐後血糖值超過二百的人，也應該被判定爲其體內確實已有糖化反應。

不用測定血糖值、也能判斷爲體內已有糖化反應的徵兆之一就是，在用餐後兩小時左右身體即開始有空腹感。有的人剛用完餐時有飽足感，但兩小時後若有空腹感來襲，又再過三、四個小時後空腹感自然消失。這種人的體內所產生的變化其實是，用完餐後的三十分鐘到一個小時之間，血糖值會飆高，促使胰島素分泌，但這反應則有遲來而又分泌過剩的傾向。過剩的胰島素分泌會使血糖值下降，使身體一時陷入低血糖狀態而刺激了空腹感的產生。

再者，胰島素雖然使血糖值下降，但在當下所產生的血糖熱量則會因胰島素作用而轉變成脂肪，進而囤積在肝臟裡，形成體內肥胖之源的內臟脂肪。

你是否有過在晚間七點左右已大啖晚餐的飽食一頓，但才過了兩個小時，卻開始覺得肚子餓、想進食的經驗？有過這種現象的人，就算健康檢查報告的血糖值是正常的，也要多加注意飯後的血糖變化。

血糖值的突發性飆高與胰島素的過剩或大量分泌的反覆發生，會使胰島素失去它應有的效用，進而使製造胰島素的胰臟蘭氏小島裡的細胞被破壞。這就是在近期引起醫學界注意、助長代謝症候群的「胰島素阻抗性的恐怖」。

老化開關 開 阿茲海默症的成因也在於糖化

前面有提到糖尿病患者是罹患阿茲海默症的高機率危險群。阿茲海默症也是糖化反應的衍生現象之一。

雖然說神經細胞本質上是一種長壽的細胞，但也可能會發生在一天之中有十萬個神經細胞死亡的狀況。據了解，這是因氧化作用的影響而使得老廢物囤積在神經細胞裡，造成細胞死亡。

事實上，在光學顯微鏡的觀察下，我們確認出高齡者的神經細胞裡存有一種被稱爲脂褐質（Lipofuscin）的老廢物。這種老廢物會大量的聚積於神經細胞裡。最近的研究結果顯示，以前被認爲是因氧化作用而產生的老廢物，它的產生其實也大大的受到糖化反應的影響。氧化再加上糖化，就加速了脂褐質顆粒的形成與增加。

此外，糖化反應雖說是蛋白質與葡萄糖兩者所產生的化學反應，然而最近的研究發現，脂質與葡萄糖之間也會產生化學反應。也就是說，**不只是蛋白質，脂肪也會有燒焦反應**。因此，脂質老廢物留積在腦神經細胞裡，將會造成認知障礙的發生。

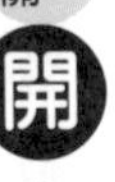

老化開關 開　有恆心的慢跑者怎麼會有脂肪肝？

似乎有很多人認爲，「清涼飲料對人體不好，但機能性的運動飲料應該沒關係吧？」事實上，市售的運動飲料很多都摻有過多的糖分，而對人體有益的胺基酸、礦物質等成分的含量其實很少。在慢跑或運動等大量流汗後，以市售的運動飲料來使身體迅速的補充水分、電解質、胺基酸等，其實反而會造成促進糖化反應的不良後果。如此一來，好不容易爲了健康而努力進行的運動卻產生了反效果。

例如，有恆心的慢跑者卻反而變成有脂肪肝的人。這是爲什麼呢？運動應該是對身體有益的啊？其實是因爲慢跑者在慢跑完後，喝了摻有糖分的罐裝咖啡或飲料。在運動完後馬上喝了有糖分的飲料，體內血糖會急速上升，胰臟蘭氏小島會分泌胰島素。胰島素是使血糖產生轉化作用的荷爾蒙，大量的胰島素作用後所產生的熱量會轉變成囤積在皮層下或肝臟裡的脂肪。因此，雖然以運動消耗了熱量，但同時也促使了脂肪肝的形成。

設有營養管理的運動俱樂部推薦運動的人可將運動飲料稀釋五倍後再飲用的方式。關於胺基酸的攝取，營養師則是建議將未加糖的胺基酸粉末狀補充劑溶入飲用水裡服用。雖然胺基酸補充劑很苦、難以入口，但如果每次只服用一匙四克的量，可以直接倒入口中再飲水喝下。爲了身體的健康，最好不要與糖分一起食用。

老化開關 開 使血糖值驟升的食材很危險

現代飲食生活的問題點就是，**採用的食材或食用方式裡有很多使血糖急速上升的部分**。

血糖值的上升會刺激胰島素的大量分泌。而胰島素的分泌過量則會引起胰島素阻抗性的增加，進而使胰島素難發揮它應有的效用。

有些人在口渴時或空腹時常常性急地一口氣喝完一瓶甘甜的果汁或清涼飲料，這從健康的觀點來看其實是不太好的行為。當我們空腹時，血糖值可能只有一〇〇，但把果汁喝下肚後，血糖值會驟然攀升，而胰島素濃度也會隨之上升。胰島素的大量分泌會促使血糖下降，但過量的胰島素仍會維持在高濃度的狀態。而胰島素效用的過度發揮導致人體陷入低血糖狀態。一旦人體察覺到危險的低血糖狀態，體內組織或細胞將無法有效的與胰島素反應，這就是所謂的胰島素阻抗性機制。

攝取食物當然會使血糖值上升，但令人覺得不妥的是「血糖的驟然上升」。這樣的情形如果一再重複發生的話，胰島素將會習慣性的分泌過量，演變成無法正確配合分泌實際上所需要的量。

更糟的狀況發生在空腹時喝果汁、吃餅乾的時候，尤其是以精製小麥粉製成的麵包類在吃下肚之後，將促使血糖值立刻上升。

因此，在主食方面，若能改用以胚芽小麥或燕麥等製成的麵包代替以精製小麥粉製成的食品、或以玄米代替精製白米，將可防止血糖值驟升的危險狀況。在愈來愈重視食療保健的現代社會裡，防止血糖值驟升的食品已進駐大部分的西點麵包店，受歡迎的程度也有凌駕精製小麥粉製品的趨勢。而食用未經精製過程處理的食物時，若能配合細嚼慢嚥的咬食動作，將使體內的血糖值以適當的速度上升。事實上，食用或咀嚼動作的不同，會影響體內血糖值的上升速度。因此，就算是同一種食物，也會因細嚼慢嚥的動作而防止血糖值的驟升，進而防止體內糖化反應。同樣的，果汁最好也不要一口氣喝完，慢慢啜飲的方式才能使體內糖化的風險降低。

關於食品的「糖化風險機率」，可以參考GI值（以食用後兩小時內的血糖增加值與食用純葡萄糖的血糖增加值做比較而得到的升糖指數）。

附表即是各類食品的血糖值上升容易度的數值列表。列表顯示，雖然馬鈴薯與番薯同樣都是薯類，但馬鈴薯較容易引起糖化反應（GI值＝七〇％～七九％），而番薯則較不容易引起糖化反應（GI值＝四〇％～四九％）。據此可知，想要吃零食的時候，比起油炸的馬鈴薯片，烤蕃薯是較好的選擇。

再者，雖然食物的卡路里數相同，但GI值低的食物比較具有防止糖化反應的功效。

各食品的ＧＩ值	
100%	葡萄糖
80～90%	玉米片、紅蘿蔔、馬鈴薯泥、蜂蜜
70～79%	粟米、白米、馬鈴薯、蕪菁
60～69%	白吐司、玄米、小麥、蘇打餅乾、香蕉、葡萄乾
50～59%	蕎麥麵、義大利麵（精製品）、甜玉米粒、麩豌豆（冷凍品）、山藥、馬鈴薯片
40～49%	義大利麵（未精製品）、燕麥、甜薯、豌豆（乾燥品）、柳橙
30～39%	雛豆（埃及豆）、蘋果、脫脂奶、牛奶、優酪、番茄湯
20～29%	敏豆、蠶豆
10～19%	大豆、花生

（《糖尿病關鍵字改訂第2版》日本醫學出版摘要）

使血糖值不易攀升的進食方式

在進行減肥的人常常都很在意食物的熱量。其實，除了卡路里數，GI值也是選擇食品時的一個重要參考值。如果不知道哪一種食品比較好，基本上選擇GI值低的食品就對了。在沒得選擇而必需食用GI值高的食品時，最好能在食用的方式上下工夫，以求能達到防止血糖值上升的目的。

例如，同樣都是享用柳丁，與搾成果汁、一口氣喝完的食用方式比起來，把皮剝下、一口一口享用果肉的食用方式比較不會使血糖上升。也就是說，只要採用能避開血糖驟升的食用方式，就能享受高GI值食品。而且只要對分量有所節制，甜度高的食品也不必須被完全禁止。

從調查結果來看，雖然玄米的GI值比白米的GI值要來得低，但也沒有必要急著把主食都改爲玄米。因爲，如果以一般正常的咀嚼速度來食用玄米的話，反倒會引起消化不良。食用玄米時，必須特別做足細嚼慢嚥的功夫，才能使玄米在體內發揮最大的功效。

因此將主食改爲玄米之前，必須要先做好細嚼慢嚥的練習。具體實行的方式是，先在白米內混入三成左右的玄米，或是採用發芽玄米，然後再階段性的增加玄米的比例。如果能養成慢慢咀嚼玄米的進食習慣，你的飲食生活即有實質的改善。將主食改爲玄米後，不但能享受玄米特有的滋味與口感，從生物機能的角度來看，這個細嚼慢嚥的動作亦能刺激唾液的分泌、進而活絡體內的消化吸收機制。可以說是有一石三鳥、四鳥的功效。

貪圖方便的現代飲食文化製造了很多不需要費力咀嚼的食品，而咀嚼動作的缺乏或敷衍，其實會使得臉頰到下顎一帶的肌肉容易鬆垮。再說，女性朋友們在意的雙下巴，也是因咀嚼動作的不足所引起的。無論如何，注意自己的咀嚼動作是非常重要的。也有人只是因爲矯正了咀嚼的方式與速度，就使自身的健康狀態有所改善。

如果無法做到正確的咀嚼方式，那麼不論是食用玄米還是五穀雜糧米，都將無法改善身體的健康狀態。提倡以自然穀糧、蔬菜水果、豆類、海藻等爲主要飲食的長壽飲食法（Macrobiotic）也相當重視細嚼慢嚥的功效。

不論是從反式脂肪酸的觀點、或是從糖化反應的觀點來看，漢堡等速食產品幾乎沒有半點好處可言，營養學家更直言不諱的勸阻：「危險！不要吃這些垃圾食物！」

速食的油炸食品因爲烹調便利性的考量而採用反式脂肪酸含量多的炸油，因此冷掉的炸薯條上所殘留的油都是幾乎已氧化的油脂。這對人體而言，不光只是熱量高，更沒有半點健康加分的作用。換句話說，像反式脂肪酸這種容易氧化的油類對身體不但只有壞處，熱量也是非常高的。

事實上，氧化過的油不只熱量高，其對人體健康所造成的傷害更可以說是高居惡榜之冠。

那麼爲什麼市面上還是充斥著速食產品呢？想當然耳，這是因爲速食產品的便利性與低價位。在美國，兒童的糖尿病罹患率已成爲嚴重的問題，根據調查，比起富裕家庭的小孩，低收入戶的小孩罹患糖尿病的機率要高很多。生活富裕的家庭相對的較有能力提升飲食生活的品質、增加有機食品的食用；而低收入戶的家庭則經常食用便宜的垃圾食物。美國人雖然留有以前拓荒時代在艱困的自然環境中求生的體質，然而大部分不需要再以身體勞動來求取生存的美國人則過著毫無節制的飲食生活，漸漸養成飲食過剩、容易肥胖的體質。其實，現代人也有這樣的傾向。早期的祖先也是在飢荒裡求生存的民族，其流傳下來的飲食文化是以穀類、菜蔬、魚類爲主。食材與烹調方式完全與之背道而馳的當代速食文化，著實爲現代人的生活帶來相當大的衝擊。

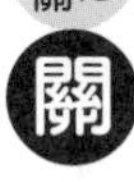

「正確的進食方式」有阻止糖化的效用

前面提到，依據GI值高低來選擇食品，可以達到防止血糖驟升的效果。另一方面，用餐時的餐點進食順序也會影響血糖值的上升速度。較不易使血糖值升高的食品應該先食用，而較容易導致血糖值升高的食品則後食用。

具體來說，理想的進食順序如下：最先享用的一道菜可以是纖維質含量多的生鮮沙拉、其次是烹煮過的菜蔬類，再來是肉類或魚類，最後才享用澱粉類的主食。

「最後只吃飯」這樣的進食方式或許很難做到、也很難維持，索性我們就先記住這樣才是防止糖化的進食順序，再期許自己能盡量確實遵守吧。

零食餅乾等甜食也並不是絕對不能吃。雖說空腹時吃太多的甜食不好，但如果是用完正餐後再來點適量的甜食，並不會對身體有害處。

零食的製造成分裡占了很大比例的砂糖或葡萄糖，它的GI值非常的高，是使血糖值驟然增加的代表食材。儘管「使腦部活動的能源是葡萄糖」，但葡萄糖以外也有其他能使腦部活動的能源替代物存在。至少在現代的飲食生活中，砂糖不足（碳水化合物不足）的情況幾乎是不存在的。反倒是碳水化合物的過度攝取所促使的糖化反應才是對人體健康的一大威脅。

說到砂糖，有個說法是：「陷入低血糖狀態的腦部是因爲缺乏能量來源的葡萄糖，腦部無法清晰的運轉、變得痴呆。嚴重下去的話甚至會造成腦細胞的破壞。」

的確，胰島素的過度分泌所導致的低血糖狀態會危害到身體的健康，但一般飢餓狀態的空腹感與腦細胞破壞並沒有關聯性。

雖說砂糖本身對身體並沒有害處，但糖尿病患者、內臟肥胖的人、代謝症候群病患都應該適當控制糖分的攝取，時時注意如何使血糖值不劇烈上升、使胰島素不過量分泌。

進食的時間安排也很重要。除了避免臨睡前的進食活動外，至少要在就寢時間二到三小時之前就用餐完畢。相反的，相撲選手則是在大吃特吃之後馬上進入睡眠狀態，目的就是要養成身軀龐大的力士體型。

之前也提到過，運動後立刻喝含糖飲料是最糟糕的。但如果是以一小口、一小口的啜飲方式喝含有相同熱量的果汁，則不會使體內的血糖值變成飆高的狀態。如果是一口氣喝完含糖飲料，就算是身體健康的正常人，血糖值也會從二百上升到三百。體內血糖值超過一百八十到二百的狀態，與使血糖值維持在一百四十到一百五十的狀態之下，其糖化反應的進行狀況完全不一樣。血糖值愈高，則糖化反應愈容易進行。

如果能注意到血糖狀態與糖化反應的關聯性，糖尿病高危險群的人就可以落實防止糖化的飲食習慣、防止進一步變成糖尿病患。而血糖值尚無異常反應的人也能做到防止糖化引起的老化現象。

開 肥胖的原因是因人而異

發胖的原因除了「純粹是因爲吃太多」之外，還可能有各種不同的理由。有的人並沒有比其他人吃得多，但可能因爲運動量的不足而發胖。也有人是因爲肌肉的比例減少但脂肪增加而導致發胖的體態。也有人雖然有足夠的肌肉，但因基礎新陳代謝量的下降而發胖。此外，攝取過多的澱粉或過多的脂肪雖然同樣都會造成營養過剩的結果，但澱粉或脂肪所造成發胖的程度與原因卻不相同。

就因爲每個人發胖的原因不盡相同，必須要先了解使身體發胖的原因或易胖體質的成因，針對不同的狀況做改善，減肥才會有均衡的效果。基本上，人體一天所需的熱量數值是對應個人身高的標準體重值乘上二十五～三十，而澱粉、脂肪與蛋白質的攝取比例應設定爲六：二：二。正常人基本上每天應攝取的蛋白質約六十克、而脂肪約控制在五十～六十克之下爲宜。做爲一個健康人的基本功課就是，檢視自己每天的飲食內容，盡量將熱量及營養攝取量調整成接近標準值的程度。

人體在感受到有強大的壓力時，會分泌一種叫腎上腺皮質醇（Cortisol）的荷爾蒙，我們給它一個別名——「臨場妥協的荷爾蒙」。這雖然是種緩和壓力感的荷爾蒙，但卻有使脂肪細胞產生囤積反應的反作用。

也就是說，同樣的飲食內容在壓力大的人身上則容易造成脂肪的囤積，也就是所謂的「壓力導致肥胖」。深夜加班時一邊吃餅乾、喝可樂的狀態可以說是最糟糕的飲食形態。有很多過著這種生活的人都是肥胖者。

最新醫學研究證明「抑制澱粉攝取的減重方式有效！」

有醫學研究證明了避免糖化的飲食療法應用在改善肥胖狀態上是很有效果的。

關於對付肥胖的飲食療法大致可分爲以下三種，抑制熱量吸收的食療法、抑制脂肪攝取的食療法、抑制澱粉攝取的食療法，無論何種方式都曾引起廣泛的討論與檢證。而權威醫學雜誌《美國醫療協會會刊》（*Journal of American Medical Association*）曾揭載，「控制澱粉減重法」是最有效果的。

減少澱粉攝取的飲食療法裡又以，低胰島素減重法及爭議不斷的艾金斯飲食法（Atkins Diet，編按：限醣飲食，是一種高蛋白，低碳水化合物的減重飲食）最廣爲人知。這種只食用蔬果類與肉類的飲食減重法在美國蔚爲風尚，但在我們以麵類或飯類爲主食的社會裡則未受青睞。

澱粉（碳水化合物）是造成血糖上升、胰島素大量分泌的關鍵分子，而抑制澱粉攝取的減重法就是著眼於有效的控制人體攝取引發血糖值驟升反應及糖化反應的糖分，阻止脂肪的囤積、達到消除肥胖的目的。食肉減重法雖然有限制澱粉的攝取量，但並沒有限制熱量的攝取，因此或許是個容易持續的減重方式。對於BMI（Body Mass Index）爲三十到四十、需要做體重管理的肥胖者或代謝症候群患者來說，不需要限制熱量的食肉減重法的確是一個容易實行的飲食療法。

但要注意的是，這種嚴格限制澱粉攝取的減重法並不太適合身材適中、想更苗條的女性。因爲女性如果實行過度的減重，將會導致皮下脂肪減少、體溫下降、手腳冰冷。另一方面，養護子宮或卵巢的荷爾蒙是從脂肪分泌的，因此女性的體脂肪最好不要少於二〇%以下。醫師建議，**女性應維持澱粉六、脂肪**

與蛋白質各二的均衡飲食習慣，細嚼慢嚥以避色糖化反應，實踐抗老化的飲食生活。

老化開關 開 糖化反應啓動高齡者模式的基因開關

糖化反應可怕的地方就是，它會按下促進老化的基因開關。

人類從年輕人體轉變成老年人體的過程，可以說就是按下老化基因開關的過程。一個細胞裡約含有三千到五千個基因，但並非所有的基因都是處在活動狀態，而是某種作用引起某種反應而開啓了某個基因的活動開關，基因才會開始活動。因此，如果開啓了老化基因的活動開關，那麼人體就會轉變成老化模式。

例如，年輕人體會源源不絕的分泌合成膠原蛋白所需的酵素，但是，一旦老化基因的活動開關被啓動後，人體內就會開始釋放出被稱爲膠原蛋白分解酶的惡質酵素，它會破壞體內的蛋白質、妨礙膠原蛋白的合成作用。而缺乏膠原蛋白的肌膚就會失去彈性。

此外，與發炎反應或壓力反應有關的基因的活動開關一旦被開啓了，就會引發疼痛感、又或者變得容易感覺到有壓力。人體裡有一種與發炎反應相關的代表性基因，而使該種基因變得活絡的就是糖化反應。也就是說，原本存在於細胞內但並沒有在活動的基因，因糖化反應而啓動了它的活動開關，於是引發了人體的神經痛、容易發炎的症狀等。這也說明了爲何年紀大的人常會覺得身體疼痛或感到不舒適。

發炎是與免疫作用有關聯性的反應，當有惡質細菌入侵人體時，體內會自然進入備戰態勢、啓動防禦反應。但這個防禦反應可能會啓動相關的基因活動開關，引發過剩的細胞活動。原本只是期望有適當的防禦反應，但人體卻會因一些小差錯而引發過剩的生理反應。發炎時帶來的疼痛感也是因過剩的防禦反應而來的。

抗老化作戰的第一步就是，盡可能的避免按下老化基因的活動開關。換句話說，能夠愈晚按下開關愈好。當我們邁入被稱作老年期的七十到八十歲時，此時身體轉變成老化模式是很自然的現象，然而**現在這個社會裡，似乎有很多人在四十到五十歲時就已經開啓老化基因的活動開關了。**

爲了避免按下老化基因的活動開關，我們應該致力於養成使血糖不上升的生活習慣以抑制體內糖化反應。

回春開關的種種◎其2

斷食真的有益處嗎？

在前言的章節裡有提到，以實驗動物進行的研究結果顯示，動物在受到飢餓來襲或寒冷刺激時，基因的開關模式會朝著為保存種族而必須延續壽命的方向做改變。那麼，這樣的機制也有反應在斷食的效果上嗎？

國立S病院的S副院長是斷食療法的實踐者。前陣子S醫師剛進行了一波斷食療程。他所採用的斷食期間為一星期，分為導入期與回復期，禁食期間可以飲用開水與檸檬汁。關於斷食方法的細節部分在此予以省略不做說明。

為了進行「基因的開關狀況是否有變化」的調查，S醫師在斷食開始前、結束後，分別從自己的口腔黏膜、大腸黏膜、胃黏膜等處取下細胞組織，利用DNA晶片的判斷裝置，對於「基因的發現狀況是否有變化」進行調查。這裡要驗證的假設是，斷食時的身體是幾近飢餓狀態的，因此身體將會判斷自身已遭到種族存亡的威脅，進而開啓回春活動的開關，有些特定基因的開關狀態將因此隨之變化。關於該實驗的結果則尚未揭曉。

只看這起個例，我們當然無法對斷食的效果做肯定的判斷，但至少看得出S醫師對於斷食療程的效果相當有信心。事實上從外表看來，S醫師的皮膚色澤健康，是個很有活力、想法樂觀的人。在工作上，儘管處於國立醫院經營困難的現況，S醫師仍有辦法使S醫院運作健全、營收正常。也因為他令人信賴的經營實績，S醫生被獨立行政法人國立醫院機關任命為援助國立醫院營運的支援部隊成員。難道說，斷食是醫療體系崩壞的一線曙光？

順道一提，二〇〇七年當選K大學醫學院院長、成為歷年來最年輕的院長的人物，就是S醫師所開設之斷食道場的入室弟子。斷食帶來的好處真是不可小覷！

老化開關 關 制御老化現象的基因開關是什麼？

這裡要對與老化現象有關聯性的基因做進一步的說明。

事實上，並非所有體內細胞裡的基因都是處於活動狀態的。在基因群裡，有某些基因是在它的開關是變成「開啓」狀態後才開始製造蛋白質，同時也有某些基因的開關是呈現「關閉」狀態而進入什麼都不做的休眠狀態。像這種基因開關的「啓動・關閉」作用，日本醫學上的專門術語是「基因的發現・未發現」。

加州大學教授的研究報告顯示，觀察老鼠類動物的基因發現，年輕的老鼠與年邁的老鼠體內有五十種以上的基因，其所處的開啓或關閉的狀態是不同的。這些就是與老化現象有密切關聯性的基因。

例如，血清蛋白E基因就是與阿茲海默症有密切關係的基因。隨著年歲的增加，這種基因會進入「關閉」的狀態，而異常蛋白就會蓄積在腦神經或末梢突起處，因此被認為是與痴呆症的發病有相當的關聯性。

身體組織的新陳代謝功能衰退的原因之一是，隨著年歲的增加，愈來愈多專司DNA複製功能的基因會進入「關閉」狀態，使得身體的DNA複製能力變差，同時也降低了細胞分裂的能力。

與異物的代謝功能相關的基因如果呈現「關閉」狀態的話，身體對老廢物或代謝物的處理或排放能力就會變差。

隨之而來的問題就是，老廢物會蓄積在血管或關節、腦部、其他各種器官裡。

與壓力反應相關的基因如果處於「開啓」狀態，則體內對抗壓力的生理反應就會轉強，使得體內因壓力而引起的傷害相對的變小。

細胞自毀（apoptosis）是指被程式化的細胞死亡現象。制御細胞自毀的基因如果進入「開啓」狀態，細胞自毀現象就會被抑制，異常細胞會因沒有自毀現象的對抗而增加，這也是使癌症發作率變高的原因。

於顯微鏡下觀察皮膚的老化現象可發現，維持肌膚構造或彈性的纖維有被破壞的現象。因體內的膠原蛋白分解酵素（Collagenase）大量繁殖，造成肌膚纖維的分解、使皮膚呈現老化。

最近的研究指出，一種需要鈣離子活化的鈣蛋白質分解酶（Calpain）也與老化現象有很深的關聯性。

產生鈣蛋白質分解酶的基因如果處於「開啓」狀態，細胞或骨骼的重要成分蛋白質就會被破壞，加快細胞死亡的速度，同時這也是造成水晶體老化或阿茲海默症的原因之一。

與老化有關聯性的基因並非只有一種。隨著年齡的增加，在身體各部位活動的某些基因會藉著改變基因開關的狀態以制御身體的老化現象。可想而知，抗老醫學未來的課題應該是研究如何控制基因開關狀況的變化。

開 代謝症候群加快老化的速度

最近的醫學熱門話題之一的「代謝症候群」是指，因身體的臟器內部囤積過多的脂肪，而使得身體陷入容易引發「高血壓」、「糖尿病」、「高血脂症」等慢性病的狀態。「代謝症候群」同時也被稱爲「內臟脂肪症候群」。

WHO（世界保健組織）的調查報告指出，代謝症候群患者的人數有全球性持續增加的傾向，在美國約有三〇～四〇%的成人有代謝症候群，大多是飲食生活造成的影響。而四十歲～七十四歲的日本人之中，約有九百四十萬人有代謝症候群，加上高危險群的人口，合計有一九六〇萬人。男女分開統計的結果則顯示前述年齡層裡，男性兩人中有一人、女性五人中有一人是代謝症候群或高危險群。

依肥胖者身上脂肪囤積部位的不同可分爲兩種體型，脂肪囤積於下腹部、腰部周圍、大腿處、臀部周圍的皮下組織裡的人體屬於「皮下脂肪型的肥滿」，而脂肪蓄積於內臟周圍的人體屬於「內臟脂肪肥滿」型。以身體的外形做區分則又稱爲「西洋梨型肥滿」、「蘋果型肥滿」。與慢性病有關聯性的是內臟脂肪型的肥滿。

這兩種肥胖型之中，「內臟脂肪型肥滿」是很容易從外觀來判斷的。「內臟脂肪型肥滿」的人基本上有「小腹便便」的傾向，但從外表上看不出來的人也不少。

關於「內臟脂肪型肥滿」有個簡單的檢測方式就是，測量肚臍周圍的腰圍，男性如果在八十五公分以上、女性在九十公分以上的人，有內臟肥胖的可能。

代謝症候群的人，十年以後罹患狹心症或引起心肌梗塞的機率比一般正常人高了三十六倍。內臟脂肪囤積的結果會使體內產生過剩的尿酸，約有七〇%的代謝症候群患者被診斷出有高尿酸血症。另外，代謝症候群患者也有較高的機率引發糖化反應所導致的非酒精性脂肪性肝炎「NASH」。根據統計，如果放任不予治療的話，有二成的機率會變成肝硬化。

內臟脂肪的囤積（腰圍增大）是必要條件，再加上，以下這三個項目——脂質代謝異常、高血壓、高血糖，如果滿足其中兩個項目的話，就會被診斷爲代謝症候群。

英文metabolic是「代謝」的意思，代謝是指，身體內物質相繼起化學變化的交替反應，以及反應過程中的能量進出。糖化也是代謝反應的一種。

從抗老的觀點來看，代謝症候群最恐怖的地方就是，體內糖化反應大張旗鼓的進行，使得人體提早老化。代謝症候群的特徵之一就是體內的血糖值比一般標準值要來得高。血糖值高的話，體內的糖化反應就轉強。糖化反應的積極進行將促進體內病態的老化。踏上「代謝→糖化→病態老化」的老化三步驟。

因此，爲了切斷這個連鎖反應，使自己不成爲代謝症候群，實踐不促進糖化反應的生活習慣是很重要的。代謝症候群的成因與壓力有相當的關係，此外，吸菸及運動不足也對身體有相當大的影響。因此，若要防止自己成爲代謝症候群，首先就要先戒菸或養成運動的習慣、採用避免糖化效應的進食方式。我們必須要同時多方面的進行改善以預防這個恐怖的連鎖反應。

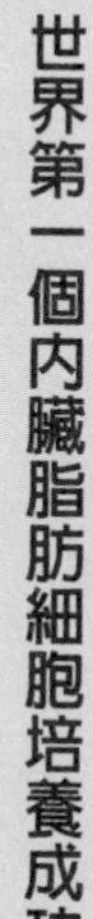

世界第一個內臟脂肪細胞培養成功的案例

日本某創投企業（北海道大學設立的創投企業Primary Cell）初次成功的培養出內臟脂肪細胞後，醫學界即確認了皮下脂肪與內臟脂肪兩者有不同的活動方式。

儘管世界上有很多人殷切期盼能開發出抑制體內囤積過剩內臟脂肪的「機能性食品」或「藥物」，然而關於引起內臟脂肪囤積的機制、以及內臟脂肪細胞是從何種細胞轉變而來等，還有諸多疑點仍待解開。

藉由以下的實驗，PC創投公司完成世界首次成功的內臟脂肪細胞培養工程。從老鼠的腹部裡，取出疑似會變成內臟脂肪細胞的細胞，利用分解誘導技術進行培養，做成內臟脂肪細胞的細胞組織。這個培養工程的成功具有畫時代的意義。

培養出來的細胞完整的具有與人體內臟脂肪細胞相同的性質。值得一提的是，這個培養細胞在國外擁有比在日本更大的市場，尤其是在歐洲與美國。造成代謝症候群的元兇就是內臟細胞。

內臟脂肪的體積剛開始很小，隨著脂肪的吸收與沉澱，脂肪細胞的體積會慢慢變大。長大到某種程度時，便會分泌阿迪波尼克丁（Adiponectin）、瘦素（Leptin）等對人體有益處的良質荷爾蒙。阿迪波尼克丁對人體非常重要，它能防止動脈硬化。因此脂肪細胞可以說是為保衛人體而存在的。

但如果這是內臟的脂肪細胞，可能會招來某些隱憂。內臟脂肪細胞在某種程度上也會分泌阿迪波尼古丁等的良質荷爾蒙，抑制動脈硬化，對代謝脂質也有貢獻。此外，內臟脂肪細胞也會分泌少量的阻抗素（Resistin），PAI-1等物質。這些物質對人體會產生什麼樣的作用呢？瘦素雖然有使女性的子宮與卵巢成熟的功能。但過於瘦弱的身體則容易有不孕症的傾向。脂肪分泌的PAI-1有止血的作用，在人體受傷時會發揮止血的功效。

換句話說，脂肪的存在是為人體儲存能量、達到保衛人體的功能。甚至在人體摸倒時，脂肪也能發揮如氣墊般的保護功能。

只要脂肪細胞不是過於肥大，就不會……

老化開關 開 內臟脂肪的過度增加會造成細胞損壞

就算是已看到代謝症候群的警示訊號，如果仍沒有做任何改善，仍然放任自己盡情的滿足食慾，這樣的人一定會愈來愈肥胖。所謂的肥胖是指，脂肪細胞裡蓄積的脂肪滴已超過適度的儲存量，變成脂肪滴過剩的狀態。細胞變成充滿脂肪的狀態，變得非常的肥大，造成原本對人體有良善功能的荷爾蒙陷入分泌失調的狀態。

首先造成的影響是，重要的瘦素及阿迪波尼古丁分泌量減少了。接著則是引發TNF-α、PAI-1、阻抗素等的分泌過剩。這幾種物質，在少量分泌時對人體有良好的功能。反之，分泌量的增加則會造成對身體有害的反應，例如，胰島素抗阻性的增加、動脈硬化現象的出現等。

也就是說，含有適度脂肪儲存量的成熟脂肪細胞會發揮守衛身體的功能。然而脂肪細胞如果過於肥大，不但會減少分泌對身體有益的荷爾蒙，同時也會釋放對身體有害的分泌物。這也是引起動脈硬化的原因之一。

如果放任內臟脂肪細胞肥大，引起動脈硬化的機率將會飆高。與動脈硬化密不可分的症狀有，腦血管阻塞所導致的腦血栓、以及心臟血管阻塞所致的狹心症或心肌梗塞。這兩者都是性命攸關的疾病。更糟的是，內臟脂肪的肥大會帶動糖化反應，促使人體老化。

研究人員在電子顯微鏡下觀察內臟脂肪的肥大及增殖狀態時，發現「細胞損壞」、「超過臨界點後脂肪滴會四處蔓延」等狀況頻頻發生。這使得維持一定細胞形狀的細胞壁已蕩然無存，只剩脂肪滴四處流竄。幾乎可以說是突發性代謝（metabolic burst）現象。這如果發生在肝臟細胞裡，將引起肝臟的纖維化，最後只有走上肝硬化的末路。

如果被診斷出尚在脂肪肝的階段，此時只要進行減重及限制飲酒，回復健康的可能性就很大。而要多加注意的是代謝症候群患者，如果不積極改善的話，糖化的速度會快到讓人後悔莫及。之前有提到，脂肪滴儲存過剩的脂肪細胞會分泌毒素，這使得脂肪細胞呈現代謝骨牌效應。骨牌效應就是指事件發展呈現如同骨牌倒下時一發不可收拾的狀態。而骨牌效應的終點就是「破壞」。本人將這樣的現象稱爲代謝風暴。

變得肥大的脂肪細胞，最後就是走上破裂之途。而人體則患上有致命危險的「非酒精性脂肪肝炎」。

這就是放任代謝症候群發展的最終結果。

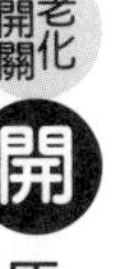

原因不明的肝硬化……，這是NASH搞的鬼！

這個不常聽到的專有名詞——NASH，其實是慢性病的一種，非常受到醫學界矚目的肝臟疾病。最近肥胖人口似乎有增加的趨勢，而接受超音波檢查而發現有脂肪肝的人也增加了。

在以前的年代，脂肪肝被認爲是沒有威脅性的良性疾病，不論是患者或是醫師都不認爲脂肪肝是什麼大疾病。因此，就算診斷出有脂肪肝，也大多沒有採取任何的治療措施。後來醫學界發現，非因飲酒而引起的脂肪肝裡，有部分的組織會發生壞死・發炎・纖維化的狀況，當中也有發展成肝硬化、肝癌的病例。

ＮＡＳＨ是肥胖症、糖尿病、高血脂症、高血壓等代謝症候群的併發症之一，在肥胖人口眾多的美國則是患者爲數最多的肝臟疾病，是相當令人畏懼的疾病。在日本，隨著代謝症候群患者人數的增加，ＮＡＳＨ患者也增加了。原本以前被診斷爲原因不明的肝硬化等病例，現在則被懷疑可能是ＮＡＳＨ所導致的肝硬化。

內臟脂肪爲什麼會對肝臟造成如此嚴重的影響呢？這可以從觀察內臟脂肪附著部位的構造來得到答案。首先，我們先來檢視食物在人體內的流程。食物從口裡經過食道，進入胃、經過消化過程後轉化成食糜進入小腸，在小腸、大腸進行吸收過程之後，剩下的廢物則變成排泄物排出體外。以上是食物在人體內的流通過程，那麼，營養成分及脂肪的流通過程又是如何呢？

脂肪從口進入、在胃裡被消化、在經過小腸的脂解酶（lipase）、胰臟分泌的胰液等分解消化工程後被小腸吸收。被吸收後的脂肪則流入腸間膜靜脈的血管。這裡的結構很像高速公路交流道的連接點，而被稱爲門脈的血管，則與普通的血管有不同的作用，是專門運送糖分與脂肪等營養成分的特殊血管組織。

內臟脂肪細胞就是囤積在此種特別血管組織周圍的脂肪。腸管與腸管之間有種稱爲腸間膜的組織，其作用是使腸管與腸管間的結構不會分崩離析，而內臟脂肪細胞就存在於腸間膜的附近。藉由將腸管所吸收的糖分或脂肪等營養分子運送至肝臟的腸間膜靜脈血管，內臟脂肪細胞因此流入肝臟。

新發現！內臟脂肪細胞與皮下脂肪細胞的活動方式不同！

關於內臟脂肪細胞組織列的研究已成為現今醫學界的重要課題。如果說小腹便便是種危險的警訊，那是因為這是顯示體內有內臟脂肪細胞囤積的證明。皮下脂肪細胞則是均勻遍布全身。皮下脂肪與內臟脂肪細胞在性質上完全不同。內臟脂肪細胞的特質是，含有適度脂肪滴儲存量的成熟脂肪細胞會分泌出良質的阿迪布尼古丁，但過於肥大的內臟脂肪細胞則會產生惡質的分泌物。但皮下脂肪則沒有這樣的性質，所以說內臟脂肪細胞如果過於肥大、甚至過度增殖時，就會引發脂肪滴暴走的危險。

肝臟素有「沉默無聲的臟器」之稱。肝臟疾病最可怕的地方就是，不到爆發的階段時，很難發現肝臟的負荷已過大。肝臟的機能要下降到一半以下時，身體才會出現「容易疲累」的自覺症狀。換句話說，當你開始常常容易感到疲累時，肝機能已經喪失五成的功能了。

老化開關 關

大發現！大豆乳酸菌可以阻止代謝症候群！

那麼是否有對代謝症候群具有良效的食品呢？

大豆是自古以來流傳到現在的日本傳統食材，最近受到注目的原因是在於，研究發現食用大豆對代謝症候群的預防相當有效。特別值得一提的是，研究確立了採用乳酸菌發酵而製成的大豆乳酸菌發酵代謝物的有用性。

根據Primary Cell創投公司與Lactzyme公司的共同試驗研究指出，「大豆乳酸菌發酵代謝物，有促進老鼠初代內臟脂肪細胞生成阿布迪尼古丁的效用。」

這個將大豆以不同種類的乳酸菌發酵而篩選出來的結果，已在第六十一回的「日本營養．食糧學會」發表。研究發現，通常內臟脂肪細胞開始肥大化，過了一段時間之後，阿布迪尼古丁的分泌量就會減少，此時，如果攝取大豆乳酸菌發酵物的話，分泌量則不會出現減少的現象。

這個大豆乳酸菌發酵代謝物裡含有促進阿布迪尼古丁生成的物質的研究結果，是個畫時代的大發現。過去的實驗裡，並沒有發現過任何食品成分能使阿布迪尼古丁濃度有如此程度的上升。這個實驗研究結果可以說是對肥胖症．糖尿病預防食品．治療藥的開發研製相當有貢獻。

同一階段，試驗人員亦著手進行研究大豆的發酵物裡有哪些組成分子、哪一種成分是有預防功效的，相信在不遠的將來就能研製出預防代謝症候群的機能性食品。

現在最前端的研究領域就是研究如何利用內臟脂肪細胞使其分泌更多的阿布迪尼古丁。這個研究結果可以應用在藥物的篩選作業上。

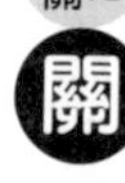

魚腥草、洋甘菊等植物萃取物可以抑制糖化！

現在也有很多關於糖化的研究在積極進行著，試圖研發出有效阻止糖化的食品。除了基礎食材的菜蔬及海藻之外，研究資料表示已找到確實有效阻止糖化的食品。

其中一項是植物草本萃取物。第七回日本抗加齡醫學會總會與同志社大學抗加齡研究中心及Arkray公司共同發表的論文指出，「針對有抗糖化作用的天然物進行篩選作業，確認出四種混合草本萃取物『洋甘菊、魚腥草、山楂果、葡萄葉』有降低糖尿病高危險群血液中糖化終期產物（AGEs）的功效，這對改善高血糖狀態的貢獻，要比對抗老作用的貢獻來得大」。該篇論文刊載於二〇〇八年《營養健康抗老期刊》（*The Journal of Nutrition Health and Aging*）裡。

以下介紹這四種被認定爲有抗糖化功效的植物。

洋甘菊

洋甘菊是廣爲人知的花草茶原料的一種，又以德國甘菊與羅馬甘菊兩種爲代表。而兩者之中的羅馬甘菊裡除了有鎭靜效果外，亦含有阻礙梅納反應的物質。

魚腥草

散布於亞洲各地區，生長在照不到陽光的陰溼場所的多年生草科植物。魚腥草是一種爲人熟知的中藥材，以「十藥」爲中藥名，收錄於「日本葯局方」。魚腥草含有抗動脈硬化及利尿等功效的成分。

山楂果

英文名是Hawthorn Berry，在歐美被當成是對心臟及血壓疾病有療效的花草茶。此外，山楂果有改善循環系統、促進體內血液循環等功效。

葡萄葉

葡萄葉裡含有一種抗氧化作用的槲皮素（Quercetin），一種黃銅類物質（Flavonoid），有維護血管健康的效用。

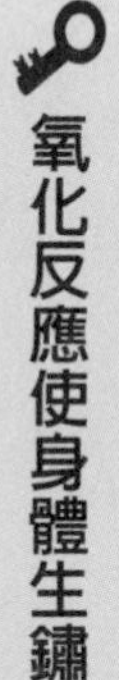

氧化反應使身體生鏽

另外一個引起身體老化、不可不提的重要成因是「氧化」。人類如果缺乏水或氧氣便無法生存，這個不可或缺的必要物質是產生活性氧等自由基（Free Radical）的原因。通常呼吸作用中產生的活性氧，在體內有殺菌的功能，但過剩的活性氧卻會傷害到體內的細胞、危害人體。

另一方面，人體裡亦存在著防止活性氧侵害的機制。身體內有除去過剩活性氧的酵素，而經由飲食攝取的維生素或礦物質等也有對抗活性氧的功能。無論如何，這些效果都是有限的，如果體內產生了酵素或維生素、礦物質等都對付不完的大量活性氧，這些過量的活性氧會轉化成「自由基」（具有不成對電子的分子），對體內其他的物質發動攻擊，造成體內細胞的傷亡。

使體內產生大量活性氧的成因很多，舉凡放射線、電腦或手機發出的電磁波、紫外線、香菸、酒精、大氣污染、食品添加物、精神壓力等，都有可能造成活性氧的大量產生。換句話說，生活在這文明社會裡，我們就無法逃出自由基的威脅。

除此之外，活性氧會引起「脂質過氧化」的連鎖反應，使細胞中的細胞膜、DNA、粒線體等受到很大的損害。當損害造成時，細胞會被氧化、進而引發老化。最近的研究顯示，活性氧不只與老化習相關，與癌症、風濕症、關節痛、阿茲海默症等疾病也有關聯性。

第2章

荷爾蒙年齡決定你的年輕程度

荷爾蒙分泌量降低＝老化徵兆

在維持人體的年輕與健康狀態上扮演著重要角色的是荷爾蒙。那麼「荷爾蒙」究竟給人什麼樣的印象呢？

是掌管女性生理特質或男性生理特質的物質？的確有很多種荷爾蒙與性特徵或生殖功能習習相關，但除此以外也有與生長、發育、代謝、情緒平撫等各種機能性質相關的荷爾蒙。

荷爾蒙的希臘文語意是「喚起覺醒」，同時也有「引起興奮的物質」、「刺激物」之意。荷爾蒙是一種體內產生的化學物質，它的功用是傳達教唆器官運作的訊息。在到達體內特定的目的地之後，荷爾蒙就會附著在細胞膜的特別場所（稱為接受器），然後發揮其促進某種特定代謝活動的功能。人體透過各種荷爾蒙的相互合作，維持身心的健康平衡、保持年輕狀態。

令人扼腕的是，保持年輕樣貌的荷爾蒙在十～二十歲時即達到分泌量的高峰，過了三十歲後分泌量就開始走下坡。主要的荷爾蒙分泌量減少後，身體就會產生下列症狀。

①體力衰退
②運動能力、肌肉的衰弱
③性興奮、性能力的降低
④精神、敏銳度的降低
⑤視覺能力的衰退
⑥除脂肪肌肉量的減少
⑦骨骼疏鬆症的日益嚴重
⑧肌膚光澤・彈性・柔軟性的降低

這些症狀與老化的徵兆幾乎不謀而合。如果任由自己繼續運動不足、累積壓力、過度勞動、睡眠不足等不好的生活習慣或飲食方式，荷爾蒙的分泌就會每況愈下。

抗老指標裡有一項就是「荷爾蒙年齡」，「表示荷爾蒙分泌狀況相當於幾歲人體的平均分泌量的機能年齡」。也就是說，荷爾蒙年齡愈輕，意味著身體狀態比實際年齡來得年輕。

接下來本書將針對幾種與抗老有密切關係的荷爾蒙進行解說。

生長荷爾蒙（生長激素）是存在於人體裡的天然荷爾蒙之一。由腦下垂體釋放出來的生長荷爾蒙，是一種由一百九十一個胺基酸構成的單純蛋白質。

生長荷爾蒙的主要功能正是促進人體生長。幼兒期的人體會大量分泌生長荷爾蒙、促進骨骼的生長、使人長高。生長荷爾蒙亦有促進肌肉之蛋白質合成的功能，與心臟等各種臟器或器官的發育都有很大的關聯性。生長荷爾蒙擔任了人體生長期建構身體的重要角色。

那麼是否過了生長期後，生長荷爾蒙就不被身體所需了呢？早期的學者的確是這麼認爲的，但是後期的研究顯示，即便是在人體成年之後，生長荷爾蒙終其一生都扮演著重要的角色。它的任務之一就是促進人體的基本生理代謝活動。

生長荷爾蒙是使人體維持均衡狀態的要角，它能促使脂肪分解，促進蛋白質的合成，調整體內糖質、骨質、水分、礦物質等的代謝，使人體維持正常運作的狀態。

此外，生長荷爾蒙還有多種不同的功能，例如，維持肌膚彈性、強健骨骼、提升身體動能或性能力、強化免疫系統、改善視力、維持記憶力等。

血中生長荷爾蒙的濃度在三十歲前後會開始降低，十年間就會降低十三%。因生長荷爾蒙有很多良質功能，我們不但要防止它減少，更應該盡可能的使它增加分泌量。怎麼樣的生活習慣會使生長荷爾蒙分泌量增加呢？

生長荷爾蒙在深夜一點到三點之間的深層睡眠期間分泌的最多。這個時期的優質睡眠有刺激生長荷爾蒙分泌的作用。「孩子在睡眠中長大」這句話可是有科學根據的。或許有人以爲只有生長期的小朋友才需要生長荷爾蒙，但事實上卻不然。

對成年人而言，體內的生長荷爾蒙有促使脂肪分解、促進蛋白質合成的重要功能。成年之後，生長荷爾蒙的分泌不足會導致身體容易發胖、容易感到疲累等。長時間的中途醒來或早醒都會妨礙體內生長荷爾蒙的分泌，導致情緒緊繃、免疫系統無法運作、身體機能落入谷底。

關 有空腹感後的進食活動可刺激生長荷爾蒙分泌

最近的研究報告顯示，生長荷爾蒙的分泌與進食方式有著密切的關聯性。有一種被稱爲飢餓荷爾蒙（Ghrelin）的生長激素，研究發現，肽（Peptide）有促進這種飢餓荷爾蒙分泌的功效。

以前的學者以爲進食活動能刺激生長荷爾蒙的分泌，但最近的研究發現，生長荷爾蒙分泌最多的時間點是在進食前的空腹階段。

當人體處於空腹的狀態時，胃黏膜會分泌出一種稱爲飢餓荷爾蒙的物質。這種荷爾蒙會進入腦下垂體、進而促進生長荷爾蒙的分泌。飢餓荷爾蒙有促進進食慾望的作用，進食後，胃黏膜就不再分泌飢餓荷爾蒙，生長荷爾蒙的分泌也會同時停止。換句話說，並不是因爲進食才促使生長荷爾蒙的分泌，而是人體陷入空腹狀態的時候才引發生長荷爾蒙的分泌。如果進食活動過於頻繁而沒有空腹間隔的話，將會錯失生長荷爾蒙大量分泌的機會。最好的飲食方式是等到確實有空腹感後才進行規律性的進食。

運動也會刺激腦下垂體分泌大量的生長荷爾蒙。此外，優質蛋白質胺基酸的攝取也會刺激生長荷爾蒙的分泌。另一方面，澱粉類等碳水化合物．糖質的攝取過剩則會妨礙生長荷爾蒙的分泌。

換句話說，對甜食毫不節制也不運動的生活，會造就阻礙生長荷爾蒙分泌的生理環境。相反的，在確實有空腹感之後才進食的均衡飲食生活，則會促使生長荷爾蒙大量分泌，這對維持身體健康與年輕狀態有很大的貢獻。

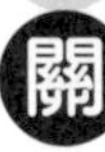

老化開關　掌管睡眠與甦醒的褪黑激素

褪黑激素（melatonin）是腦的松果體所分泌的荷爾蒙，具有主宰睡眠與甦醒週期的功能。褪黑激素在夜間就寢時分泌，白天睡醒後就停止分泌。褪黑激素與生長荷爾蒙一樣，在生長期時分泌量最大，而二十歲之後，褪黑激素的分泌量就開始迅速下降。這也是導致中老年人有睡眠障礙（入睡障礙、中途醒來、早醒）的成因。而老年認知症的日夜顛倒現象，則是因爲體內白天與夜間的褪黑激素濃度相差太少所致。

褪黑激素不會抑制被稱爲「快速眼動期睡眠」之「做夢階段」的完成，它也沒有鎮靜劑或其他安眠藥的副作用。褪黑激素可以說是「天然的安眠藥」。

褪黑激素會緩和時差的生理反應，也有治療肌肉痛或小兒睡眠障礙的功效。褪黑激素有很強的抗氧化作用，能夠延長壽命、放鬆心情、強化免疫系統等。此外，褪黑激素也有使血中膽固醇下降、預防心臟病的可能性。褪黑激素與睡眠活動習習相關，是一種入睡時分泌的荷爾蒙（如果從九點睡到隔天凌晨五點，那麼在九點到凌量五點之間，褪黑激素的分泌量會增加）。

當我們在黑暗的地方入睡時，體內褪黑激素的分泌量增加，而周圍環境變明亮之後，褪黑激素的分泌量則減少。褪黑激素是一種感覺到光亮即無法活動的荷爾蒙。

因此在黑暗的環境裡就寢是使褪黑激素大量分泌的重要條件。假設在黑暗的房間睡覺時突然有人打開照明，此時就算睡覺的人沒有醒來，其體內的褪黑激素分泌則早已停止。

就寢時最好能把房間內的照明通通關掉。如果窗簾的質地太薄、無法擋住外面光線照射的話，最好能換成遮光窗簾以遮斷外來的光線。臨睡前進行一些使身心放鬆的活動，能使人體容易進入深層睡眠，早上起床後立即打開窗簾享受陽光的照射。經由這樣的光暗轉換可以調整睡眠的節奏，促進體內分泌褪黑激素。

五十種以上荷爾蒙的前驅物DHEA

DHEA（去氫男性酯酮）是體內含量最豐富的非類固醇性荷爾蒙，它同時也是性荷爾蒙、副腎皮質荷爾蒙等五十種以上荷爾蒙的前驅物。DHEA製造男性荷爾蒙——睪丸素（Testosterone）、女性荷爾蒙——雌激素（Estrogen）、黃體素（Progesterone）等五十種以上的荷爾蒙。

這些荷爾蒙的作用是維持性荷爾蒙分泌的安定性、維持身體的免疫力、抗壓力，同時它也有預防糖尿病、高脂血症、高血壓症、骨質疏鬆症等慢性病的作用。然而荷爾蒙的分泌量會隨著年齡的增加而減少，於是身體的免疫力、脂肪燃燒率、筋肉量、性荷爾蒙的維持力都會隨之減弱。

最近的研究結果顯示，DHEA有改善肝功能、安定血糖值的作用，與成人病的預防有相當大的關聯性。

觀察製造DHEA的細胞活動可以發現，高齡者體內細胞製造DHEA的能力比年輕人體降低許多。高齡者體內的細胞量比年輕時減少，而細胞裡也有老廢物囤積。免疫學的研究資料顯示，有肌肉的人體內DHEA的分泌量比較多。另外，避免體內氧化或糖化反應的發生也能連帶促進DHEA的分泌。

老化開關 關 女性荷爾蒙「雌激素」可預防阿茲海默症

雌激素是由卵巢分泌的天然荷爾蒙，是最重要、最強力的女性荷爾蒙之一。雌激素影響第二性徵的發育、陰道、子宮內膜的周期變化等與女性生殖功能相關的重要部位。雌激素同時也是女性維持健康與美麗不可或缺的荷爾蒙，它有維持肌膚彈性、預防骨質疏鬆、預防動脈硬化、減輕因更年期障礙（停經症候群）而起的潮紅等作用。然而雌激素在停經前會急速減少，引發血氣上升、心悸、躁鬱等徵狀。

最近的研究發現，在停經之後補充雌激素可降低阿茲海默症的發病率，而對於已經罹患阿茲海默症的人來說，補充雌激素也有提高認知能力的效果。

黃體素是卵巢或副腎上腺所分泌的一種女性荷爾蒙。主要的機能是將子宮內膜調整成使受精卵容易著床的狀態、支援妊娠期與胚胎的形成、修正月經周期的異常。

黃體素不單只是女性荷爾蒙，它同時也是副腎皮質荷爾蒙及睪丸素的前驅物。無論是對男性還是女性而言，黃體素都是維持良好健康狀態不可或缺的物質。男性體內分泌的黃體素要比女性來得少，但研究發現，黃體素對前列腺肥大症或前列腺癌有預防與治療的功效。

黃體素還有促進活力增加、促使性衝動的回復健全、緩和睡眠障礙等功用，而另一方面有報告指出，更年期障礙導致的黃體素缺乏狀態會使乳癌罹患率增加。

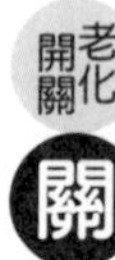

主宰男性特徵的「睪丸素」（睪酮）

男性荷爾蒙中的睪丸素，最具有喚醒人類鬥爭本能、追殺獵物等特性，素有攻擊性荷爾蒙之稱。男性有長鬍子、頭髮變薄、聲音變低沉、性能力高亢等徵狀就是受到睪丸素的影響。

睪丸素等男性荷爾蒙一般在四十歲以後分泌量就會慢慢減少，造成性能力變差、情緒抑鬱、骨質密度下降、筋肉量減少等現象。研究報告指出，男性與女性同樣有更年期障礙，而男性更年期徵狀出現的時間點，一般是在男性荷爾蒙分泌量急速下降的四十歲後段。

與前列腺肥大、前列腺癌、脫毛、禿頭等症狀相關的睪丸素會產生一種稱爲二氫睪丸酮（DHT, Dihydrotestosterone）的代謝衍生物。陰囊毛根裡的還原酵素將睪丸素轉換成二氫睪丸酮。治療前列腺肥大所使用的鋸棕櫚萃取液（Saw Palmetto）、以及生髮治療所使用的Propecia，都有阻礙還原酵素、減輕二氫睪丸酮的作用。

老化開關 開 男性與女性的老化差異

觀察男性特有荷爾蒙與女性特有荷爾蒙的效用，可以發現男性與女性老化的方式並不相同。雖然男性與女性體內的荷爾蒙分泌量都會隨著年歲增加而減少，但男性荷爾蒙分泌量是呈現緩和下降的曲線，而女性荷爾蒙分泌量則是呈現從五十歲之後急遽下降的劇烈傾斜曲線。女性身體也因爲荷爾蒙分泌量的劇烈下降而出現各種不良影響。

更年期障礙的徵狀有，潮紅、血氣上升、心悸、骨質疏鬆、入睡困難等。四十歲之後就出現這些自覺症狀的人有逐年增加的趨勢，甚至出現三十多歲就有更年期障礙的案例。主要的症狀有月經不順、停經等經期的煩惱，發汗、潮紅等生理現象，以及煩躁、憂鬱等情緒面的障礙。

平均壽命的統計資料顯示，女性比男性長壽，但實際上女性臥病在床的機率要比男性來得高。據了解這是因爲，女性荷爾蒙的急遽減少促使骨質疏鬆、骨骼變脆弱所致。醫療統計顯示，高齡女性的骨質密度偏低，一旦跌倒骨折之後就臥病在床的案例很多。既然女性是比較長壽的一方，那就更要致力於骨骼的抗老。使骨骼強健的飲食生活、鍛鍊筋肉的適度運動，都是實踐骨骼抗老的重要功課。

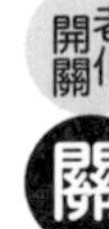

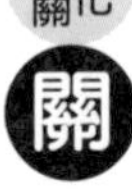

良好的生活習慣比補充荷爾蒙更重要

聽到「荷爾蒙」、「抗老」等關鍵字，可能有人會想到，爲了防止老化，應該要進行「荷爾蒙的補充治療」。另一方面，也有人認爲「抗老=荷爾蒙補充療法」。本書的主張是以改善生活習慣來促進體內荷爾蒙分泌，以維持健康功能爲中心，展開抗老對策。主要是因爲，生活習慣的改善就足以帶來令人期待的效果，而荷爾蒙補充療法雖然有療效，但同時也有不確定性的副作用。

就拿更年期障礙的荷爾蒙療法來說，從一九三〇年代起，在歐美就有施行雌激素注射的荷爾蒙療法，但統計資料指出，該治療法的副作用會導致乳癌及子宮頸癌罹患率升高。

另一方面，治療侏儒症則必需要施行荷爾蒙療法。原本日本醫學界認爲，過了生長期後體內便不會分泌生長荷爾蒙，這是人體已完全成長的正常結果。然而去年（二〇〇七年）開始，日本也認可了「成人也應該補充生長荷爾蒙」的醫學研究。

無論如何，在美國荷爾蒙療法並不納入保險補助項目，費用可觀，眞正接受荷爾蒙治療的人少之又少。比起不自然的注射治療，聰明而實際的做法是，改善自身的生活習慣，以促使體內分泌生長激素等，使身體保持年輕的荷爾蒙。

不要開啟老化的開關！

之前也提到過人體內有「回春開關」，同時也有「老化開關」。例如，飲食過量（吃太多）、內臟肥胖、高血糖、自由基（氧化壓力）、精神壓力、睡眠不足，這些都會促使老化開關進入開啟的狀態，因此改善這些症狀是最重要的抗老療法。

在此介紹一個身邊的案例。今年新春時，研究室新來了一位擔任祕書職的M小姐，大約三十多歲。三十多歲應該是身體呈現最佳均衡狀態的時期，但只要稍有疏忽，身體可能就會出現因年歲增加的變化。M小姐可以說是站在抗老起始點的女性。我們同志社大學生命醫科學部．抗加齡醫學研究室——抗老研究中心（Anti-aging Research Center）要求所有的研究員都必須實踐抗老生活方式。理所當然的，我們實施全員禁菸，而對於因代謝功能降低而發胖的人、以及體內惡質膽固醇含量高的人，也予以特別關注及加強生活指導。本校並於二〇〇六年開始在大學教職員的健診活動裡實施抗老診斷。

M小姐非常喜歡甜食，她經常去蛋糕吃到飽的餐廳大啖蛋糕、三明治。聽說她一次可以吃下十個～二十個左右。這些全部都是碳水化合物，而且是會迅速導致血糖升高的食品。也就是專門用語「升糖指數」（G值）高的食材。

蛋糕、冰淇淋等更是引起體內高血糖反應、使身體焦糖化的元兇之一。體內的糖化反應與肌膚老化、神經、血管、眼、腎的老化現象非常有關係。限制碳水化合物的攝取量，對治療內臟肥胖、代謝症候群很有幫助。本研究室對M小姐殷殷切切、苦口婆心解說的就是這些抗老知識。

看過本書的人應該也能了解。雖說三十多歲的身體還沒有明顯受到歲月的摧殘，但重要的是要提早了解身體的老化機制，實踐抗老生活方式。

決心跟努力是影響抗老成果的重要因素。「病從氣開始、老化從氣開始」，而最近也出現了「美麗從氣開始」的說法。為了避免老化開關的開啓，當務之急就是檢視每天的生活，找到適合自己實行的抗老生活方式。

第3章

實踐抗老化飲食生活

關 優質蛋白質促進生長荷爾蒙分泌

「均衡飲食」對健康生活的重要性是眾所皆知的，對抗老生活也是同樣的重要。具體而言，有哪些飲食需要注意呢？這裡將介紹重要的飲食基本指標及注意事項。

第一個要觀察的重要指標就是做爲主食的碳水化合物（澱粉）。日本人有攝取過多澱粉的傾向。碳水化合物是人體不可或缺的物質，但如果攝取過量的話反而會妨礙生長荷爾蒙的分泌。因此，我們的日常飲食應該避免過多的飯或麵類，同時確保蛋白質的足量攝取。

蛋白質是維持身體結構或內臟器官運作的重要營養素。每天至少需攝取八十克的蛋白質，肉類、魚、大豆、牛乳等都含有豐富的蛋白質。日常飲食有蛋白質攝取不足的人則可以服用胺基酸營養補充劑，一克胺基酸就相當於一克蛋白質。

市售的保特瓶胺基酸飲料最多含有六百～一千毫克（〇・六～一克）左右的胺基酸，卻有很高的含糖量。飲用市售飲料並無法因飲料裡微量的胺基酸而達到補充蛋白質的效果。對照本書先前解說的糖化機制可以得知，市售飲料的高含糖量會造成熱量的過度吸收，同時也會促進體內的糖化反應。如果是利用胺基酸飲料等營養補充劑，一次服用四～五克的量就能達到補充蛋白質的效果。

適度的運動加上胺基酸的足量攝取可以促進體內分泌生長荷爾蒙。

老化開關 靠飲食攝取膠原蛋白的效果最優

很多女性朋友們殷勤的服用膠原蛋白補充劑，以爲可以藉此補充人體所需的優質蛋白質。膠原蛋白的確是維持肌膚彈性的必要物質，但過度依賴補充劑的成效究竟如何呢？

事實上，以補充劑的形式進入人體的膠原蛋白，在經過消化吸收的過程後所形成的物質，並不一定就會被當成合成膠原蛋白的原料。而以優質蛋白質的結構觀點來檢視膠原蛋白的構造可以發現，膠原蛋白的胺基酸組成排列其實相當不均衡，無法被視爲優質蛋白質。另一方面，藉由食用品質優良的蛋類、牛奶、肉、魚、大豆等，可以攝取構造均衡的優質蛋白質，提供體內合成膠原蛋白所需要的營養素。

很多人在邁入中老年期後即減少食用肉品或魚類，導致蛋白質的攝取不足。也有不少年輕女性以「油脂會使身體發胖」爲由而拒絕食用肉品或魚類，使身體陷入蛋白質缺乏的狀態。

我們的確有必要留意脂肪的過量攝取，在享用肉品或魚料理時，避開過度食用脂肪含量高的部位。同時，我們亦須留意蛋白質的攝取量是否足以滿足人體最低的蛋白質需求量。

基於以上的考量，膠原蛋白含量豐富的食材是不可多得的選擇。富含膠原蛋白的代表性食材有，雞翅、軟骨、豬腳、骨髓、河豚等魚類的皮下組織、沙丁魚凍、魚翅等，以及其他一些富含食物纖維的食材。這些食材的蛋白質含量豐富但脂肪成分又少，其中亦不乏價格不菲的高級食材。相較於依賴膠原蛋白補充劑的方式，多食用膠原蛋白含量豐富的食材是更明智的選擇。

如果想靠補充劑來補足優質蛋白質的攝取，可以選用胺基酸或分岐鎖胺基酸（Branched Chain Amino-Acids）。分岐鎖胺基酸簡稱ＢＣＡＡ胺基酸，是草氨酸（Valine）、異白胺酸（Isoleucine）、白胺酸（Leucine），三種胺基酸的總稱。BCAA胺基酸可以直接爲骨胳肌提供能量，有支援運動後肌肉狀態復原的功能，適合於肌肉訓練的前後時期攝取。

鮪魚是一種富含BCAA胺基酸的天然食材。順道一提，我最近不再覺得油脂含量高的黑鮪魚大腹特別美味，反倒是迷上營養價值較高的尾腹部分（赤身）。遠洋捕獲的本鮪魚腹部緊實，而養殖黑鮪魚的腹部油脂豐富，食用時有油脂殘留舌間的油膩感。

「含有油質的食物較美味」是個不爭的事實。餐廳所供應的料理大多含有豐富的糖分或濃厚油脂，重口味的程度幾乎達到使味蕾麻痺的程度。而含脂量少、肉質堅實的生魚片不但幫我找回清爽的味蕾，也爲抗老的飲食生活找到美味。

老化開關 關

高麗菜防癌、水果勿過量

蔬菜、海澡裡含有很多具有抗老功效的維生素與礦物質。白蘿蔔、紅蘿蔔等的根莖類蔬菜、小松菜（又名日本油菜）、茼蒿等的葉菜類、昆布、海蘊（類似髮菜的褐藻）等的海藻類，都是值得大量攝取的食材。

蔬菜跟海藻類含有豐富的食物纖維，不但有清腸的效果，同時也有預防癌症的功能。成人一天的食物纖維需求量是二十五克，而調查結果顯示，很多人都沒有攝取足夠的食物纖維。無法每天食用足量蔬菜的人，可以利用營養補充劑以確保一天二十五克的食物纖維量。

雖說「食用某種特定蔬菜就能治癒某種疾病」是無稽之談，但青花菜、高麗菜、芽甘藍、白花椰等十字花科的蔬菜裡除了含有維生素、礦物質、食物纖維等，也含有具抗老化功效的抗氧化物質、吲哚素I3C（Indole-3-carbinol）、蘿蔔硫素（sulforaphane）。這些成分具有降低乳癌危險性的功效，是倍受注目的防癌物質。

此外，高麗菜亦含有整腸健胃功能的維生素P。

高麗菜是隨處可見的蔬菜、烹調方式豐富多變，是支援大量菜蔬生活的生力軍。最近有些主婦以「太重、不想提」爲由而捨棄高麗菜的採買，這眞是太可惜了。爲了你的健康著想，請不要讓高麗菜從餐桌上消失。

也有人認為水果對身體很好，應該要多吃水果。水果的確含有豐富的維生素或礦物質，但同時也含有很多糖分，要注意不要因此而攝取過多的糖。「早上吃水果是金、中午吃水果是銀、晚上吃水果就變成銅了。」這句俗話一語道出「水果要早上享用、避免晚上食用」的正確飲食法則。臨睡前吃水果會促進體內的糖化反應。

強化骨骼的飲食生活也很重要，特別是為了防止停經後的骨質疏鬆症，女性朋友們從年輕時代就該多留意鈣、鎂、鋅的攝取。這些礦物質在豆腐、蛤蠣、海參、羊栖菜裡含量豐富，為了強化骨骼，日常的生活飲食裡最好能多多應用這些食材。

老化開關 關 五色蔬菜助防癌

淺色蔬菜也含有抗老不可或缺的成分。例如，白菜、白色冰萵苣，還有做為青汁材料的羽衣甘藍等，都含有豐富的褪黑激素——抗老不可或缺的荷爾蒙。綠黃色蔬菜裡富含的胡蘿蔔素（Carotenoid）有抗癌功效。黑芝麻有強力的抗氧化作用。也就是說，用綠、紅、黃、白、黑五色蔬菜來裝飾餐桌的飲食生活，可以與維持健康長壽的祕訣畫上等號。

另外一個飲食重點是，大豆或大豆製品的攝取。大豆裡富含的異黃酮素（Isoflavone）有防癌效果。醫學界認爲，可能就是因爲日本人經常食用大豆製品，日本人的子宮癌發病率比歐美人要來得低。

海藻也是不可欠缺的優質食材。海藻細胞特有的黏滑成分之褐藻醣膠（Fucoidan）是一種水溶性食物纖維，不但有清潔腸道的功能，也具有對抗寄居於人體胃部裡的幽門螺桿菌（Helicobacter pylori）的抗菌作用。因此，食用海藻可以同時預防胃癌及大腸癌。

除了防癌食品，抗氧化食品的攝取也是抗老飲食的重要一環。

以抗氧化著名的食品與成分有，番茄的茄紅素（Lycopene）、綠茶的兒茶素（Catechin）、藍莓的青花素（Anthocyan）、小豆或葡萄的多酚（Polyphenol）等最有名。覆盆子、桃、李、奇異果、柳橙、葡萄柚、草莓、波菜、茄子、洋蔥、青椒、苜蓿芽、青花菜、芽甘藍、豆芽菜等，都含有豐富的維生素Ａ、Ｃ、Ｅ，及其他的抗氧化物質。

防癌養生的抗老飲食生活，說穿了就是「積極食用蔬菜・海藻・大豆」這碼事。比起依賴營養補充劑，最踏實、有效的做法還是，檢視你的日常飲食，積極實踐營養滿點的蔬菜飲食。

老化開關 關 食用油品質的優劣左右人體健康

我們必須留意不要過度攝取食用油或肉類的脂肪，但也不能完全不碰含有油脂的食材。油脂可分為良質油與惡質油，兩者對人體的影響有很大的差別。我們有必要了解兩者的分別，積極攝取良質油脂、避開惡質油脂。

你知道嗎？卡路里較低的人造奶油（Margarine）並沒有比動物奶油健康。對照只以牛奶與鹽製造而成的動物奶油，標榜「植物性百分百」的人造奶油則是在植物油分子裡加入氫原子，待其凝固之後加入調味料等製成的。人造奶油製程中的氫化反應產生了與反覆使用過後的天婦羅炸油一樣有害的「反式脂肪酸」。歐美國家已認定人造奶油是有害食品，北歐更禁止馬其琳的販賣。是時候將「植物奶油比動物奶油健康」的想法從腦中消除了。

值得積極攝取的良質油脂是，Omega-3脂肪酸。Omega-3脂肪酸有防止細胞或組織變質、減少中性脂肪的功能，進而使身體從疲勞狀態裡回復、改善乾燥肌膚、活絡疲累的免疫機能。Omega-3脂肪酸不只能維持身體的健康狀態，也有預防肥胖及糖尿病的功效。

植物油的亞油酸（亞麻仁油酸，Linoleic Acid）曾經被譽爲最佳保健油質，但後期的研究指出，長期過量攝取則會導致心臟病，因此，從一般飲食的米飯、麵包、肉、蛋等攝取的亞油酸量已足夠。另一方面，沙拉油、沙拉醬、人造奶油、美乃滋等的過量攝取是絕對禁止的。花生果、瓜子也含有大量的油脂，不宜過量。

炒菜時應避開亞油酸，選用Omega-3脂肪酸的α亞油酸（α-Linoleic Acid）或油酸（Oleic Acid）。

油脂含量豐富的有芝麻油、初搾原生橄欖油（Extra Virgin Olive Oil）、改良菜子油（芥花油〔Canola oil〕）、大豆、南瓜子、核桃油、魚油。此外，Omega-3脂肪酸裡有EPA（Eicosapentaenoic Acid）、DHA（Docosahexaenoic Acid），食用紅魽、沙丁魚、鮪魚、鰤魚、紅鯛魚類可以攝取豐富的EPA、DHA。

核桃、榛果、澳洲果核等也含有優質油脂，是零食的好選擇，但切勿過量。

老化開關 開 抗老化，對反式脂肪酸說不！

說到惡質油就不得不提到反式脂肪酸。美國在二〇〇四年著手制定、二〇〇六年由美國食品醫藥局（FDA）公告食品製造商有標示反式脂肪酸含有量的義務。隨後，紐約市內的飲食店決定全面禁止反式脂肪酸的使用。

美國施行強制規範的原因是，反式脂肪酸會造成動脈硬化、擴大心臟病發作的可能性。有些論文指出，攝取過多的反式脂肪酸與「認知症」的發病機率有相當的關聯性。

人造奶油、酥油（Shortening Oil，一種奶狀食用油脂），以及以這些油脂為原料製成的食品都含有反式脂肪酸。脂肪酸大致上可分為「飽和脂肪酸」、「不飽和脂肪酸」。反式脂肪酸是一種不飽和脂肪酸，因分子結構的碳氫元素結合呈相反方向而稱為「反式」。這種反鍵結合並不是天然的結構型態，是經由氫化過程所造成的反式結構。

這種脂肪酸被廣泛應用在各種食品的主要原因是，價格便宜、不易氧化、品質安定，當做炸油使用時不需要頻繁的換油。

我們日常生活中隨處可見使用反式脂肪酸製成的食品。舉凡人造脂肪，經精製過程以高熱加溫的植物油、市販的咖哩塊、美乃滋、花生果、瓜子、巧克力、反覆使用的炸油等，都含有反式脂肪酸。令人意外的是，維也納咖啡或蛋糕上的鮮奶油並非用牛乳製成的，而是利用乳化劑使油脂溶解於水中而製成的。

食用過多的含有反式脂肪的餅乾糖果，等於是攝取過量的惡質油脂與糖分，醫學界認爲，惡質油脂與糖化反應的雙重效應會危及血管。近期應該會有相關的研究資料出爐，現在只能說「光是想像就令人擔憂」。站在抗老的觀點，嚴格節制食用反式脂肪是重要守則之一。

老化開關 關 避免糖化，細嚼慢嚥為宜

如果你有進食速度很快的習慣，脂肪組織分泌的瘦素會來不及刺激滿腹中樞、使你產生飽足感，因而容易造成熱量的過度吸收、促使發胖，同時也會促進糖化反應、引發代謝症候群。「盡可能延緩進食速度（慢食）」是抗老飲食生活的基本功。

慢食就是指細嚼慢嚥的進食方式。咀嚼食物的動作會帶動腦部的血液循環，而食物的味道會經由舌部感覺器傳遞給大腦、產生飽足感。咀嚼動作亦會刺激口顎內側的唾液腺活絡分泌唾液，保持口腔衛生、牙齒健康。

爲了防止牙齒老化，除了口感滑嫩的食品外，也應該多食用需勤加咀嚼的食品。嘗試以有咀嚼感的法國麵包、玄米或五穀米、爽口生菜或牛排，代替鬆軟的麵包、加工食品、白飯等。「有咀嚼感」的食物是健康飲食的新力軍，而嚼勁更能引出食物蘊藏的美味。

在飽食時代的現在，營養過剩是多數人的隱憂。站在健康的觀點，不要讓熱量過剩狀態持續的自我節制是很重要的。例如：盡量避開吃到飽形式的餐

飲、於享用豐盛大餐或套餐後的二、三日內只用清淡的食物。

「細嚼慢嚥、一天三餐的規律進食、八分飽」是基本的飲食守則。「享受餐桌上的對話」、「進食後與就寢前至少間隔二小時」等，也都是抗老飲食的注意事項。

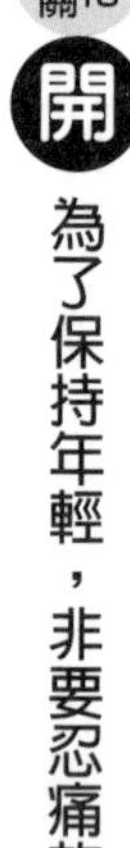

老化開關 開 為了保持年輕，非要忍痛放棄甜點不可？

受不了鮮奶油草莓蛋糕、冰淇淋誘惑的人多如過江之鯽。從抗老的觀點來看，享用甜點並不是一個值得推薦的飲食習慣。無論如何都無法拒絕甜點誘惑的人可以選擇熱量較低、或是成分較有可取之處的零食，洋菜、寒天、煨甘薯、糖炒栗子、昆布乾、核桃果、南京豆、瓜子等。覺得「只吃這些真不過癮」的人可以再來些適量的水果。

修行僧侶能夠持續只有精進料理（編按：精進料理起源於日本平安時代，含有禪宗的精進精神。只進食非肉類的料理，吃得很簡樸、清淡）的簡單飲食生活，是因爲他們意識到修行的目的，而修行期間也是有限度的。但對在社會求生存的一般人而言，持續性的極端禁欲生活反而會造成壓力。

以日本古早製法做成的點心不但有純淨的天然香味，亦含有天然的糖分、胺基酸、礦物質等優質成分。老舖和果子店的蜜豆、葛餅、仙貝、自然製法的優酪乳等，都是解饞的好選擇。

無論如何就是想吃巧克力的人，可以試試熱量與預算互換的高級巧克力獎勵法，來一顆慰勞自己的高級巧克力。一顆三十五元的巧克力，五顆就是一百七十五元，這一百七十五元預算可以買一顆高級巧克力。站在抗老的立場來看，高級巧克力的優點是，有經濟預算的限制、可以爲熱量把關、凝聚奢華享受的氣氛等。今天就來一顆法國傳奇名店La Maison du Chocolat的巧克力吧！

找出抗老原則、卡路里攝取量、禁欲壓力的妥協點，是持續實踐有效抗老的重要課題。

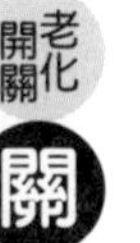

老化開關 關 快樂進食，可提高免疫力

身體的免疫機能扮演著維持身體健康的重要角色。使人體各部位得到適當

的營養素，就能活絡體內的免疫機能，進而使身體免於受到感冒病毒、細菌的侵害，同時促使癌症等惡性腫瘤的早期發現。爲了不使免疫機能隨著身體的老化而衰退，我們必須積極攝取具有提高免疫力功效的食品。

除了前述以蔬菜爲中心的飲食習慣以外，「用餐是人生一大樂事、保持用餐的好心情」也是提高免疫力的重要飲食守則。

抗加齡醫學是追求人類幸福的學問，因此，我們並不會主張強人所難的飲食限制。原本人體會自然發出身體對必需營養素的需求訊息，基本上，攝取身體想要的營養素並不會出錯。只要遵守基本的飲食守則、花些心思檢視自己的飲食習慣，改善飲食生活並不是件困難的事。

「好吃的食物不是主角，製造好吃的用餐情境才是重點。」這是一名超過百歲的銀座高級酒店媽媽桑的名言。

理解抗加齡醫學宗旨的人才能實踐有效的抗老飲食生活，使身體維持在最佳狀態。而愈是能維持機能性年輕體態的人，愈有機會、也愈懂得享用眞正的美食。

老化開關 關 慢食概念加溫

垂手可得的加工食品，得來速的漢堡餐、外賣比薩……。這些現代速食文化使得染上慢性病的年輕人、中年人逐年增加，就連沖繩等以長壽自稱的地區也無法倖免。以國際觀點來檢視農水產物的輸出業可以發現，只有一部分的大規模跨國企業打著「全球標準」旗幟坐擁利益，富裕層級與貧窮層級之間的鴻溝日益加深、演變爲二極化世界，有半數以上的國家日夜與飢餓貧困交戰、地球環境遭到無情破壞、面臨資源枯竭的危機。

慢食運動（Slow Food）是一九八六年在義大利小鎮——布拉發跡的非營利運動。慢食運動有以下三大主張。

- 保存快要消失的傳統料理、食材、優質食品、酒
- 保護提供優質食材的小規模製造商
- 向消費者（包括兒童）推廣味覺教育

一九九八年慢食協會發表的慢食宣言裡記述著，「我們被速度的枷鎖束縛著，亂了原有的飲食習慣、感染了速食生活強迫症。」

我以抗加齡醫學推廣人的身分建議，在飲食安全與健康的考量下，農民應該以有機肥料栽培農作物、並將農藥的使用量降到最低；而食用肉與養殖魚的生產也必須限制藥物或人工添加物的使用。

日本慢食協會致力於推廣日本家鄉料理、活用地方特色食材。我舉雙手贊同這意義深遠的慢食運動。

適時從過於忙碌的生活中抽身、捨棄便利的速食產品，走向慢食生活、投入慢食料理的懷抱，這就是實踐抗老飲食生活的重要轉變工程。

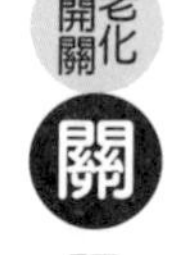

阻止糖化．內臟肥胖的暗樁就在日本傳統飲食裡！

第一章裡介紹過，抗老最前線之研究結果顯示，植物萃取物、大豆乳酸菌具有抗老功效。日本傳統食材的大豆製品裡含有與大豆乳酸菌相似的物質，等於是說現代科學證明了日本傳統食材的優點。攝取大豆發酵製品可以預防內臟肥胖。

發酵食品對身體有好處是眾所皆知的，但這是大豆的貢獻？乳酸菌的貢獻？還是發酵代謝物的貢獻呢？站在以東洋醫學為出發點的立場來看，大豆製品的好處是來自這三者的加乘效果。

東洋醫學與西洋醫學兩者的思考方式有所不同。西洋醫學偏好從食品成分的分子構造著眼，觀察分子活動與作用。東洋醫學則著眼於全體，認為發酵食品含有的多種成分彼此達成均衡的相互作用關係，對身體產生醫療或抗老效果。

日本醫學界也期望大豆發酵食品能以機能性產品的定位登場，在那之前，健康養生的話題已再度燃起大家對豆腐、味噌等日本傳統大豆發酵製品的關注。

最先端的生化科技所研發的代謝症預防食品就是大豆。阻止糖化的植物研究則點名魚腥草、洋甘菊、山楂果、葡萄葉等廣為流傳的民間草本植物。無論是擇一單品或四種混合，把它當一般健康花草茶持續飲用，就能發揮抗糖化的功效。

過度依賴咖啡的人，可以試著以花草茶代替咖啡。同時將蔬菜、穀類、海藻、魚類等日本傳統料理重新擺上桌，開始力行健康樸實的飲食生活吧。

進行消除肥胖的飲食療法時，一般是以身高的標準體重來計算正確的卡路里攝取值。但從抗老醫學的觀點來看，依據除脂肪肌肉量（身體肌肉的重量）、甲狀腺荷爾蒙、DHEA-s、IGF-I（生長荷爾蒙分泌量指標數值）、胰島素分泌量而定的「基礎代謝率」，也必須納入考量。

以下列舉個人的IGF-I、DHEA-s、基礎代謝率等實際的數值來說明，以體重、基礎代謝率爲重點考量的飲食療法。

次頁的表格「飲食療法的標準值」是提供給標準體重約爲六十公斤、沒有肥胖或慢性病的人。表格裡載有卡路里及三大營養素攝取量的參考數據。

對於每天需要攝取二千～二千四百卡的人來說，最適宜以碳水合化物：蛋白質：脂肪＝六：二：二的比例來設計餐點。蛋白質的量以一百～一百六十克爲標準攝取量。碳水化合物攝取過剩或蛋白質、胺基酸不足，將導致生長荷爾蒙分泌量降低、胰島素分泌量增加。一般來說，邁入高齡期的人有喜歡清淡飲食的傾向，但無論是六十歲以上的人或是熱量受限制的人，最好還是每天攝取七十克以上的蛋白質。

這個飲食療法基本上是高蛋白餐的設計，具有不使胰島素過度上升、維持基礎代謝、防止肌肉衰退、同時達到降低體脂肪的功效。蛋白質是身體結構必需的營養素，促使生長荷爾蒙分泌、提高IGF-I值、支援抗老生活的實踐。

二十歲時「吃什麼都不會胖」的人一旦過了四十歲，可能變成「不管吃什麼都會胖」。這是因爲，四十歲人的身體比較不會將吃下去的食物燃燒成脂肪加以消耗，而是將食物轉化成脂肪囤積體內。也就是說，人體的基礎代謝率會隨著年歲的增加而下降。

抗老必須從飲食療法、運動療法、精神療法三管齊下，持之以恆。

飲食療法的標準值參照表						
IGF-I (ng/ml)	DHEA-s (ng/ml)	基礎代謝率 (%)	卡路里 (Kcal)	蛋白質 (g)	脂質 (g)	糖質 (g)
250以上	2000以上	0以上	2000～2400	100～160	55～80	240～260
180～250	1400～2000	－5～0	1800～2000	90～140	50	220
120～180	800～1400	－10～－5	1600～1900	80～120	45	200
120以下	800以下	－10以下	1500～1800	70～100	40	180

（標準體重60kg的狀態）

第4章

非常簡單的抗老化運動法

抗老關鍵就在於肌肉量的維持

大家都知道「對維持健康來說運動是很重要的」。也有不少人說「我沒有運動細胞……」，但千萬不要因爲這樣想就一屁股坐下去動也不動。其實，運動的意義並不是一定要上健身房，也不是一定要跑馬拉松或天天慢跑。如果身體在沒有準備好的狀態下從事劇烈的運動，反而會因此受傷，甚至有可能因此「臥病在床」。

爲了抗老，持續進行一些簡單的運動、維持一定的肌肉量是必要的。

隨著年歲的增長，人體會失去緊實的肌肉，就連利用氧素合成體內必要能量的功能也會下降。關節會變得僵硬、新陳代謝功能也會降低。此外，年紀愈大，以慢性病爲中心疾病的併發頻率也會增加。

一般來說，超過四十歲的人身上脂肪會增加、肌肉量會減少。沒有實踐抗老生活的普通人體一年大約減少一〇%的肌肉量。

肌肉量減少會導致肌力衰弱，走路、坐下、提拿東西等日常生活的動作都會變得沒勁、容易跌倒。最嚴重的是，肌肉量減少會造成維持身心年輕所不可欠缺的生長荷爾蒙分泌量減少，使得IGF-I水位下降。

再者，身體肌肉量的減少會降低基礎代謝量（維持生命所需要的最小熱量消耗量）及最大氧氣攝取量（平均每一公斤的身體可以吸進及利用的氧氣值）。就算維持同樣熱量的飲食，身體也會因所需消耗的熱能減少、囤積未消耗的熱量而發胖。

難道人的身體真的無法避免因年歲增長而造成的變化嗎？其實我們可以做到某種程度的控制。引起變化的直接原因就是身體的活動量降低。藉由持續適當的運動可以使肌肉結實、提高代謝率，進而降低罹患心臟疾病的風險、改善姿勢及運動能力，提升個人的生命品質。

老化開關 關 運動促進人體分泌抗老荷爾蒙

神經傳達物質腦內啡（endorphin）、以及增強抗壓性的荷爾蒙DHEA的分泌量會因老化而減少。相反的，遇到壓力時身體會分泌的腎上腺皮質醇（Cortisol）會因老化增加，使人更容易感受到壓力。

神經傳達物質是一種存在於腦部的化學物質，具有調節人的情緒與情感的功能。

研究發現，腦內啡具有使人感到幸福、情緒高昂、或產生快感。換句話說，神經傳達物質或荷爾蒙的分泌能使人有心情愉悅、壓力減輕的感覺。邁入高齡期後，這些物質分泌量的減少則使人變得容易情緒不穩定、難以相處。運動能改善這些因年邁而引起的變化。只要一天做二十分鐘以上的運動，身體就會有九十～一百二十分程度的鬆弛反應。這個反應被稱為「運動後陶醉感」或「腦內啡反應」，是因運動誘發各種神經傳達物質分泌而引起的。以一週六、七次的頻率進行二十分鐘的適當運動，就能有安定情緒、減輕壓力的功效。

抗老活動之所以很重視運動療法，原因是在於，適當的運動能提升表示生長荷爾蒙分泌量水位的IGF-I值。現代運動醫學的先端研究領域亦以「採用何種訓練運動能有效率的提升IGF-I值」為課題，進行各種相關的研究。

老化開關 關 無論是幾歲的人都能進行肌肉鍛鍊

如果對肌肉放手不管的話，筋肌功能會越來越差。據說，住院等全天臥床的狀態會導致肌肉量兩天之內銳減一〇%的窘狀。

另一方面，肌肉與一度瀕臨死亡就無法回復原狀的腦細胞不同，肌肉的鍛鍊與強化可以無視於年歲的增長。實際上，我們以六十～九十歲的人爲實驗對象，要求被實驗者實行長達十個月的舉重課程。實驗結果顯示，接受舉重訓練的被實驗組身上平均增加了六五%的肌肉，而沒有接受訓練的對照組身上則沒有任何肌肉比例的變化。

其他，還有以八十歲以上的高齡者爲對象、施行肌肉訓練課程，而使身上肌肉量增加的實驗結果。美國甚至有九十歲以上的人也可以做肌肉訓練的報告。

所以，超過六十歲才開始進行肌肉訓練的舉動絕對不會是爲時已晚。

再者，研究指出，肌肉量的增加與身體受傷程度的減輕有相當的關聯性存在。運動有時會帶給骨骼衝擊力，肌肉量的增加會減輕運動時對骨骼造成的衝擊，同時身體的平衡感也會變好，進而減少跌倒的機率。本書先前也提到過，進入高齡期後的人有較高的機率遭遇骨折或臥病在床。實行適當的肌肉訓練有助於預防骨折。

抗老化的運動療法是由①肌肉訓練、②有氧運動、③伸展運動，三種運動互相配合進行的。這三種運動能使身體各部位達到適當的效果。這三種運動各有什麼必要性與優點呢？隨後的章節將配合具體的實行方式予以介紹。

給予肌肉一定負荷的肌肉訓練課程有，使用器材的舉重訓練、啞鈴訓練、甩管訓練（Tube Training），以及不需要器材的腹肌訓練、背肌訓練、蹲馬步等。

肌肉訓練可以鍛鍊具有瞬間爆發力的肌肉、速肌（利用快速收縮肌肉引出瞬間爆發力，又稱白肌）。速肌跟遲肌相較之下的特徵是，速肌隨年齡衰退的速度較快。特別是大腿全體的大腿四頭肌屬於大肌肉群，肌肉衰退所造成的肌肉量減少比例高，中老年人需特別留意。

大腿四頭肌的衰退會造成站立或坐下等動作無法平順進行，走路步伐也會不知不覺的變窄，造成走路時容易跌倒，還會引起腰部或膝蓋疼痛。最好能從年輕時代就開始訓練大腿四頭肌。

肌肉訓練的目的是使肌肉量增加、改善肌肉品質，進而促使體脂肪與膽固醇減少。儘管激烈的有氧運動能消耗較多的熱量，但肌肉訓練較能提升運動後的代謝率。

長期持續肌肉訓練可使身體的肌肉量增加，提高體內代謝率，打造即使不靠外部運動也能自行消耗體內熱量的身體。事實上，不只是運動當下的時候，甚至睡覺的時候體內都會燃燒熱量。以長遠的觀點來看減重效果的話，肌肉訓練要比有氧運動來得有效。

身體的肌肉組織增加會使人體休息時的代謝率與運動前的代謝率提高，這是因爲肌肉量的增加提高了身體一天所需的熱能消耗量。人體五百公克的肌肉一天需要消耗約三十～四十卡以上的熱量。假設我們運動使身體增加二公斤的無脂肌肉，身體一天所需的熱量會比肌肉訓練前增加一二〇～二〇〇卡以上。也就是說，肌肉較多的身體會消耗較多的熱量。

總歸一句，肌肉量較多就是較不易肥胖。

增加肌肉量可達到維持年輕的效果

隨著肌肉量的增加，體內握有年輕之鑰的生長荷爾蒙分泌量也會增加。與負重訓練一併實行的飲食療法要比單獨實行的飲食療法更能有效的使IGF-I值水位提高。一九九一年賓州州立大學威廉・克拉瑪博士的實驗結果確立了舉重訓練能使體內生長荷爾蒙分泌量之水位上升的事實。被實驗者以最大能力的七〇%進行舉重訓練時，體內的生長荷爾蒙分泌量增加了三倍；以最大能力的八五%進行時，生長荷爾蒙增加了四倍。

負重訓練還有強化骨骼的功效，而提高骨骼密度或強化肌肉與關節可以降低受傷的程度與可能性。一般來說，在跑步、慢跑、打網球等運動中的動作都會帶給骨骼衝擊，而結實的肌肉可以減輕此種衝擊，同時提升人體的平衡感，減少跌倒、受傷等事故的發生。

好不容易做足了預防疾病的基本功，卻因受傷而變成需要龐大看護費用的「臥床老人」，這真是本末倒置的遺憾。因此，抗老的重點功課之一就是，養成鍛鍊身體的習慣，以做好預防意外受傷的護身準備。

肌肉訓練是一種以身體內部的力量打造年輕軀體的方式。事實上截至目前爲止，並沒有任何研究報告支持所謂的消除身體某特定部位脂肪之「局部瘦身」運動的有效性。例如，只做腹肌運動並不會只有使腹部脂肪減少。

提升基礎代謝率、維持胰島素的正常分泌，以促使身體攝取的卡路里充分燃燒，進而均衡地消除囤積於身體各部位的脂肪。也唯有如此才能使腹部囤積的脂肪眞正減少。

不過，重量訓練可以達到「部分塑身」的效果。選定手臂、腳、腹部等想要局部塑形的部位，針對該部位施行密集的運動訓練。這也與增加身體各部肌肉量的運動脫不了關係。與脂肪比例多的身體相較起來，維持一定肌肉比例的身體會消耗更多的熱量，促使基礎代謝率明顯改善，進而達到「塑身」目的。藉由運動消除脂肪、增加肌肉量，打造「曲線緊緻的健康身體」。

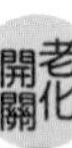

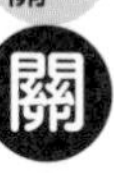

有氧運動——每週三~四次的競走、慢跑

有氧運動是，使身體吸入大量氧氣的訓練，一般包括有氧韻律操、慢跑、

快走、游泳等。鍛鍊屬於持久力的肌肉或遲肌（利用肌肉纖維的緩慢收縮引出持久力的小肌肉群，又稱爲紅肌），有效提升心肺機能、抑制膽固醇的吸收合成。

利用健身房裡的飛輪或跑步機、設定心跳數與時間，以慢跑或快走使身體發熱流汗，也是很好的運動訓練。無法挪出時間的人可以在通勤或外出時於目的車站的前一站下車，走路到目的地，或者以爬樓梯代替搭乘電扶梯，也能達到運動效果。

很多調查或研究的資料顯示從各方面看來，諸如此類的適度運動對健康很有益處，例如，提升心肺機能、減少心臟病發病率。有個哈佛大學畢業生以他的同學爲觀察對象，持續追踪他們三十年來的生活習慣與健康狀態。調查結果顯示，有使做運動、爬樓梯、做家事等適度運動變成習慣，持之以恆的畢業生們，其因動脈硬化症導致心臟疾病的發病率，還有所有其他疾病相關的死亡率都降低許多。

活動身體會使體內囤積的碳水化合物與脂肪轉化爲燃料消耗。研究指出，持續進行二十分鐘以上適度的有氧運動可以減少精神壓力、提升生長荷爾蒙分泌量。又，持續進行有氧運動可提升肌肉持久力。另外，需要走動的購物逛街或上下樓梯等日常活動，也有消除精神性疲勞的功效。

有氧運動對睡眠也有正面影響。一九九七年史丹福大學、埃默里大學、奧克拉荷馬大學的共同研究結果指出，一星期實行四次快走或有氧韻律舞等有氧運動，四個月之後就會出現入睡時間縮短的效果。又，持續進行有氧運動的人會比沒有運動的人需要多一小時的睡眠。

老化開關 關 伸展（拉筋）運動——每天一次舒展筋骨

肌肉的特徵是，只要施力就會收縮。肌肉不會自行伸縮，因此伸展呈現收縮狀態之肌肉的拉筋運動，對維持肌肉機能來說是很重要的。運動前後一定要做伸展筋骨的動作，但可要小心不要造成拉傷。

有些日常動作或睡眠姿勢會造成筋肌失衡、不均等硬化的狀態。如果放任不管，這些狀態就會變成腰痛、五十肩、姿勢不佳的成因。早上睡醒後或每晚入睡前進行筋骨伸展運動，可以調整筋肌平衡。每天固定進行筋骨伸展運動當然很好，但不能每天固定時間做伸展運動的人可以一有機會就做些拉筋伸骨的動作，這也會對身體產生不錯的影響。

伸展運動對身體很有幫助，可以促進血液循環、改善腰痛、肩膀酸痛、擴大關節可動範圍、減輕壓力、安定睡眠等。

進行伸展運動使身體柔軟、爲身體帶來不少好處，其中又以緩和腰痛的功效令人注目。筋骨欠缺柔軟性會引起腰痛，運動療法專家表示，實踐伸展運動可使腰痛減輕八〇%的程度。特別是，使股關節與膝關節周圍的屈筋群柔軟是伸展運動的重點之一。關節柔軟可以確保關節可動範圍，使身體保持正確姿勢。

美國關節財團法人建議，每天都要做關節各個方向的活動柔軟操。日常生活裡常有的簡單動作並無法使關節做全可動域的活動，是不充分的關節運動。

筋骨伸展運動可使身體進入舒緩狀態，連帶著情緒也會放鬆。

老化開關 關 呼吸法為身心帶來好處

呼吸法是從以前就常實踐的健康法，最近，呼吸法的優點又再次受到注目。

為了維持生命，人體會無意識的進行呼吸。然而研究報告指出，有意識的呼吸方式會對身心產生很大的影響。腹式深呼吸是一種使橫隔膜收縮、放鬆的呼吸法。研究表示，橫隔膜的肌肉會傳達各種訊息給腦中樞，對身體各部下達命令。關於腹式呼吸的生理學效果如下所述。

肺部的血液流動狀態原本就不是均衡的，人體安靜時，肺部內只有某些部位持續在活動。肺的末梢部位只有在人體從事激烈運動時有活動的必要。另一方面，深呼吸的動作會把新鮮的空氣送進通常利用不到的肺支氣管的末端，使得毛細血管內停滯不動的血液回復流動。

利用吐氣的動作使腹部收縮、橫隔膜上升、胸腔由下往上提。橫隔膜也是一種肌肉，這種「伸展運動」進行時，位於橫隔膜上的肌肉感應器會受到刺激，發出「身心都要放鬆」的訊息傳至中樞神經。

橫隔膜的上下運動與腹壓的增減動作會刺激內臟。這種按摩效果會促進血液循環、荷爾蒙分泌、調整自律神經的平衡。

腹式深呼吸的另一個不可忽略的功效是提升肺機能。空氣與血液的氣體交換是在肺泡裡進行的，人體約有三億到五億個肺泡。肺泡是位於肺的下方，受到肺器官的重力壓迫，通常無意識的呼吸動作只有約二〇%的肺泡有空氣的進出。如果呼吸力道太淺或姿勢不良的話，實際上有空氣進出的肺泡比例就更低了。另一方面，深呼吸時有意識的吐氣動作，會使身體完全吐出淺呼吸時無法吐出的分量，再吸入同等量的新鮮空氣。

深呼吸的功效還有，使血壓下降、活絡副交感神經，調整消化・呼吸・排泄的節奏、增強免疫力、促使有放鬆效果的某種腦內荷爾蒙分泌等。

順道一提，印度或中國自古以來就把調整「氣」的吸呼法當作統一元神的基本養生術。維持自律神經的調和對於強化自然治癒力很重要，而藉由呼吸法調整自律神經以提高自然治癒力是最理想的鍛鍊法。

呼吸法當中有一種丹田呼吸法，「生命的故鄉是海洋、配合海浪波打節奏呼吸。」

屏除雜念、將波浪的律動輸入腦海，大大的吸口氣、讓氣靜靜的流入維持自然狀態的人體。

平常時候就該多進行以鼻子吸氣、鼻子吐氣的腹式呼吸。在工作或學習的休息空檔，做兩、三回伸展動作、深呼吸，這就是最輕鬆、簡單的抗老運動法。

老化開關

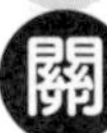

瑜伽有抗老效果？

在紐約掀起的瑜伽風潮近年來也逐漸發酵，上瑜伽教室的人數有逐年增加的趨勢。最近我經常被人問道，「瑜伽對抗老有幫助嗎？」

結論性的回答是「當然有幫助」。瑜伽裡有伸展（拉筋）效果高的動作，而瑜伽裡的冥想或呼吸法，也有舒解壓力的效果。

瑜伽的姿勢有，調整呼吸，以伸長手臂、手指、腿部、腳趾的動作拉筋，讓身體置於盡情伸展的狀態，達到延伸神經脈絡的效果。這樣的伸展動作所帶來的良好刺激會傳遍全身，產生緩和壓力的效果。日常生活的一般動作很少有使神經延伸至指尖的效果，因此，這種有意識的伸展動作有維持筋骨機能的重要性。

再者，上瑜伽教室可以與志同道合的朋友們交流，而這也是正面的刺激。處於同以抗老爲目標者所聚集的場所，自然會有令人雀躍的對話。這樣的交談對抗老行動有正面的激勵功效。

總而言之，無論是瑜伽教室、呼吸法教室、舞蹈教室，只要是最終能得到正面效果的運動，都是很好的選擇。並不是「瑜伽特別值得誇獎」，而是因爲瑜伽裡有抗老運動及心靈治療等元素，值得推薦。順道一提，選擇教室的祕訣是，選擇肌膚狀況良好的老師。長時間實踐生活療法的指導者是從身體內部開始健康，所以肌膚健康的老師大多方法正確。

對照瑜伽的內容與抗老的運動內容，兩者都有肌力訓練與伸展運動，但瑜伽少了有氧運動的部分。因此在瑜伽之外，可以安排有氧運動。有意識的伸展運動加上有氧運動，可產生加乘效果。快走是屬於有氧運動，因此，喜歡快走散步的人可以馬上開始。

第5章

抗老化的生活方式

抽菸對身體的傷害遠超過一般人的想像。如果你現在有抽菸，最好能馬上著手戒菸。

WHO（世界保健機關）推算全世界因戒菸而減少死亡的人數約有五百萬人。在日本因戒菸而逃離死亡的人數約十萬人，這是交通事故死亡人數的十倍。禁菸不只是爲了抗老，也是爲了健康長壽的人生。

抽菸所引起的傷害中最受注目的就是致癌。尼古丁及焦油等有害物質會對肺部造成傷害，長期抽菸會引發肺癌、口腔癌等癌症。

美國醫學雜誌最近發表的一項調查報告指出，與不抽菸的人相較之下，抽菸慣犯罹患「二型糖尿病」的機率高了四四％。二型糖尿病的成因大多是肥胖、不健康的飲食生活、運動不足等所謂的慢性病，而重度抽菸者（一天至少要抽二十支菸的人）罹患二型糖尿病的機率更高，整整比不抽菸者多了六一％。令人鬆一口氣的消息是，戒菸可以降低糖尿病罹患率。也就是說，與不抽菸者比起來，禁菸中的人罹患糖尿病的機率仍高了二三％，但與吸菸者比較起來則降低了。

抽菸不只是生病的成因之一，對於美容也有很大的影響。吸菸時，血壓與心跳數會上升、支氣管收縮，使得身體處於一種緊張狀態。末梢血管的收縮使得皮膚溫度下降二～三度，造成肌膚狀態惡化，是黑斑、黯沉、小皺紋、皮膚乾燥等肌膚問題的成因。近年來女性吸菸者有增加的趨勢，化粧品製造商的調查報告指出，實際年齡相同的女性群裡，抽菸女性的肌膚年齡要比不抽菸女性增加五歲。

老化開關

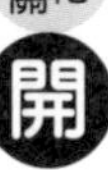

抽菸並不會解除壓力

很多抽菸的人總是說自己抽菸是爲了「減壓」。的確有很多人開始抽菸是因爲只要來一枝菸就立刻有壓力減輕的感覺。但事實上，有了菸癮的人不抽菸時感覺到的不耐煩絕對不是來自壓力，而是尼古丁的禁斷症狀。用抽菸以外的方式來面對壓力，遠比染上菸癮要來得健康。

抽菸的另一個問題是，吸入菸霧的不是只有抽菸者本人，抽菸者周圍的人也會被迫吸入菸霧。在美國也有被動吸菸者以健康受損爲由提起訴訟的案例。因此，不只是爲了你自己，同時也爲了你的家人、朋友、以及周圍的人，考慮禁菸吧！

對有菸癮的人來說，停止抽菸並不是一件容易的事，不但必須面對尼古丁的禁斷症狀，也很有可能因爲嘴巴空虛而飲食過度，於是乎等在後面的即是與肥胖搏鬥的減肥大作戰。然而，站在抗老醫學的立場，我必須大聲疾呼：「禁菸的確可以使你回春！」

因應渴望禁菸者的需求，愈來愈多的醫院成立禁菸指導門診。如果你有禁菸的打算，那就千萬不要遲疑、趕快向協助禁菸的醫療機構或專門診所求助。

我以一個支持禁菸的醫師身分建議，挑戰禁菸的人最好能到牙科進行洗牙或美白牙齒的療程。口腔的清爽感會使人產生「不想再被香菸二次污染」的意念，維持牙齒健康的同時亦加強禁菸意志力，可謂一石二鳥。

另外，有菸癮者或被動吸菸的受害者，最好能補充體內的維生素C與β胡蘿蔔素。β胡蘿蔔素有修護被菸所傷害的肺黏膜的功能。但這可不是在說：「只要補充維生素C與β胡蘿蔔素，就可以放心的吸菸！」無論如何，禁菸是健康・養生・抗老的最高指導原則。

老化開關 關 沒有必要完全禁酒

以抗老的角度來看，禁菸是絕對必要的，而適量的酒是可以允許的。飲用過量的酒類會招致卡路里攝取過量、營養不良、酒精性肝障礙等對身體有害的結果，但適度的飲酒則可以保持健康，因此沒有必要完全禁酒。曾有研究以滴酒不沾的群組與有小啜習慣的群組做對照觀察，結果顯示，有小啜習慣的群組過著健康生活的比例較高。

酒精類飲品每一CC大約有七卡的熱量，這樣的熱量比看起來似乎不多，但酒類飲品並不含有蛋白質、礦物質等營養素，而酒精在體內進行代謝轉爲熱量的過程會大量消耗體內原有的營養素。因此，喝酒時需留意必需要同時攝取大量的蔬菜、乳酪、乾果等優質食品。

酒精攝取量是一天二十~四十克的程度，而一週內二~三日的頻率是可容許的範圍。需注意的是，酒精四十克就有二百五十~三百卡的熱量，糖尿病或有肥胖傾向的人應該盡量避免。

酒精有使人放鬆心情的效果。有很多人覺得工作完成後來一杯（啤）酒、滋味無敵棒。工作時交感神經的活絡會使身體處於亢奮的戰鬥模式，而工作後藉由適量的酒精攝取可以抑制交感神經的活動，同時使副交感神經活絡，進而使身體進入放鬆休息的狀態。

國立癌症中心疫學部津金昌一郎先生發表了關於適量飲酒習慣的研究。報告指出，與滴酒不沾的人相較，適量飲酒（日本酒一天一～二合，編按：一合一百八十ＣＣ）的人過著健康生活的比例較高。不過，一天的飲酒量超過四～五合者的生活品質則是明顯降低、連帶著死亡率攀升。

我站在醫師立場鄭重的再次聲明，不需要完全禁酒，但飲酒要適量，千萬不能過量。

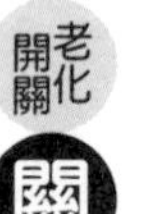

螯合療法將有害物質排出體外

人體內進行維持生命的活動時，在吸入身體必需物質的同時，體內也會產生各種代謝產物及老廢物，而這些物質留在體內很可能會變成毒素。

又，人體在呼吸、用餐、碰觸周圍事物時，難免會把一些對身體有害的物質送入體內，例如：香菸的菸霧、廢氣、環境荷爾蒙、重金屬等。

爲維持身心年輕，將體內老廢物及有害物質等多餘的東西排出體外的方法稱爲「螯合」（Chelation）。「螯」（Chelate）的原意是「螃蟹的鉗」，而以注射點滴的形式將有害物質排出體外的療法就稱爲「螯合」。所謂的「螯合療法」是指，將能促使血液中有害重金屬排出體外的物質以點滴的形式注入體內，於體內所有的礦物質將一併被排出體外之後，再行補充必要的礦物質。

只不過，這樣煞費周章的排毒工程並沒有必要性。一般來說，只要留意一些日常生活習慣，人體自然能有效率的將有害物質排出體外。以下就爲各位介紹一些生活上的排毒要點。

必要時可藉助便祕藥

體內大部分的有害物質都會被肝臟代謝，與膽汁一起經由小腸、大腸，以排泄物的形式被排出體外。然而，便祕時排泄物會滯留體內發酵、產生有毒氣體，這些有毒氣體很可能會隨著血液循環全身。

爲了不成爲便祕體質，人體必須要攝取足量的食物纖維與水分。另外，海藻、昆布、海蘊裡含有的褐藻素，也有促進排泄通暢的效果。

如果在飲食上已費盡心思但仍無法改善便祕的狀況，可以考慮服用便祕藥。或許有人擔心「依賴藥物，對身體有害……」，但以吸收爲內、排泄爲外的角度來看，腸管是身體的外部器官，便祕藥是在體外作用，因此不用考慮是否會對人體有害的副作用。眞正要擔心的是便祕所招致的害處。

另外，如果常常隱忍便意的話，久而久之，大腸會不發送催便的訊號，身體就會變成便祕體質了。

■水分一天攝取一．五公升以上

血液中不要的代謝產物，經由腎臟過濾後，以尿的形式將多餘的水分或鹽分排出體外。每天喝一．五公斤以上的水可以確保排尿順暢。

■利用運動或蒸浴排汗

流汗是代謝活絡的證明。汗水裡含有排出體外的鹽分或重金屬。藉由運動使身體流汗是很重要的排毒活動，而不容易出汗的人可以利用三溫暖或熱水浴使身體發熱、出汗。

■重複進行緩慢的深呼吸

呼吸時吐出的空氣含有排出體外的碳酸氣體等有毒物質。提升呼吸功效的訣竅是，大力的用鼻子吸氣、吐氣，同時進行腹式呼吸。大力的吐氣會使體內氣體的殘留量變少，進而使身體在大力的吸氣時有空間吸入更多的新鮮空氣，使新鮮空氣到達肺部各個角落。

■除去以前蛀牙治療時的填充物

以前的蛀牙治療上所用的牙洞填充金屬・銀粉（amalgam）裡含有水銀成分。現在因有材質更好的代替物而不再使用銀粉，但仍有很多人的牙齒裡仍留有銀粉塡充物。

唾液或食物的酸性成分會腐蝕銀粉，而咀嚼食物時的摩擦也可能使銀粉生成含有水銀的氣體，雖然微量但卻會以毒素的形式蓄積體內。這種毒素也有誘發活性氧的可能，如果在孕婦的體內發生則很可能會帶給胎兒不好的影響。有愈來愈多的人基於以上的隱憂而摘除牙齒裡的銀粉塡充物。

■避免進行多處雷射除毛

一般來說，毛根有排除體內多餘廢物的功用，檢測毛髮的成分可以發現水銀、砒素、鎘、鋁等對身體有害的重金屬。舉例來說，如果攝取很多被公害污染的海鮮，檢測毛髮成分就會發現大量的水銀。

很多年輕女性很在意自己的體毛，但若因此而接受燒毀毛根的電射除毛術、將有排毒作用的毛根完全剷除的話，恐怕會對人體產生不好的影響。特別是全身或大範圍的雷射除毛，將造成人體喪失排除有害物質的出口。體毛看起來很礙眼，但對人體而言絕非是沒用處的部分。雖說用心美容對抗老有正面鼓勵的效果，但仍必須以維持身體之自然功效爲優先考量。

老化開關 關 悠閒泡澡的重要性

日本人最喜歡泡澡了，甚至有很多人認為「泡溫泉可以消除壓力」。從抗老觀點來看，泡澡是非常值得推崇的習慣。泡澡除了洗去身體的髒污、保持清潔之外，也有使身心放鬆的絕大效果。

問題是，現代社會裡有很多人忙到沒有時間泡澡，他們過著壓力罩頂的生活，就連十分鐘或二十分鐘的泡澡時間都覺得是種浪費。很多三十歲～四十歲、工作忙碌的男性每天只有花二～三分鐘泡澡，簡直就是蜻蜓點水。不用說，這種草率急躁的習慣跟抗老生活的主旨是背道而馳的。

忙碌的人為什麼認為自己不能悠閒的泡個澡呢？恐怕他們也認為一天睡八個小時很浪費時間吧！的確，在身心都處於充實狀態的三十歲，時間瞬間即逝，沒有特別醒目的疾病、工作充實、行動力十足、責任滿載，是工作向前衝的黃金時期。然而，很多人過了四十歲，才突然驚覺自己體力衰退、感到焦慮、不知所措。

你是不是認爲，「時間不等人，現在不做就來不及啦？」

過度緊繃的生活是支撐不久的。極限的終點是身心疲累，落得變成所謂的「燃燒殆盡症候群」，甚至連健康的本錢都賠進去。因此現在是要改變想法的時候了！

所謂的抗老，就是要使身體保持在三十歲的巔峰狀態，以累積豐富經驗孕育而成的「圓潤心靈」爲中心的養生概念。抗老醫學就是，無論是十年還是二十年，甚至是更長的時間都能使身心狀態保持充實的醫療技術。

因此，我們沒有必要與時間賽跑！悠閒的泡個澡、好好的睡個飽吧！無論工作或玩樂，都不能使身體過度操勞，爲自己留一個適度休養的空間吧！

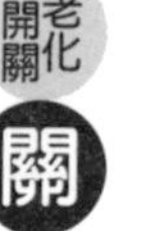

入浴時間＝抗老時間

悠閒的泡個適當溫度的熱水浴，可舒解硬化的筋肉、釋放壓力，然後舒舒服服的睡個好覺。享受自己喜歡的入浴方式有助於放鬆身心，而這裡有個值得推薦的入浴方式，具有把入浴時間轉化爲抗老化時間的加乘效果。

入浴的初階段先把水溫設定在三十～三十三度。夏季時可設定為更低的溫度（二十九度左右）。實際感覺的水溫標準是，一旦浸泡後不會想離開浴缸、讓人感到舒適的溫熱水浴。入浴後等到身體習慣水溫後，才開始提高水溫（再度流入熱水），約加熱至四十一～四十二度左右。如果是自動加熱水溫系統的浴缸設備，則只要按下「再加熱」按鍵，加熱時間約數秒到一、二分鐘即可。

水溫加熱後身體會有筋肉收縮的感覺，此時應該持續在四十一度左右的熱水裡浸泡至少十分鐘。

天氣寒冷時，可以浸泡在水裡進行划動四肢的動作，促進身體的血液循環。水溫在四十度左右時，應該會感覺到身體四肢或筋肉的僵硬程度變輕了。

最重要的是，「泡澡的十分鐘裡要想些什麼呢？」

在泡澡期間最好能忘了自己的工作或義務。向來只花二～三分鐘入浴的人，若能像這樣泡個十分鐘的澡，那已經是很大的進步了。

另外還有個值得嘗試的方式是，休假日的早晨起床後，什麼都不要想的脫掉衣服、跳進還留有昨天泡澡用水的浴缸裡。浸到水裡後再趕快啓動加熱鍵或開水龍頭使熱水流入，浸泡的時間長短隨你高興。秋冬的時候更能看出入浴效果。

當你耐心的遵循抗老化入浴法、親身體驗了泡澡的益處之後，可以多花些心思使重要的入浴生活更充實。例如在泡澡的同時看看書報、聽聽音樂、甚至裝台液晶電視觀賞喜愛的節目，都是讓自己能延長入浴時間的好方法。

這個抗老化入浴法的設計是有醫學根據的。首先，讓身體進入感覺到「好像有些冷……」的狀態，此時皮膚受到些微寒冷刺激，導致血管擴張、血液循環變佳，連帶著脈博數與呼吸數增加、新陳代謝功能提高。這就是所謂的環境變化給予身體有益的刺激效果。持續性的壓力罩頂或不規則生活會擾亂體內活動進行的節奏、招來揮之不去的不舒適感。此時，利用抗老化入浴法給予身體有益的刺激，可以導正或安定因不規則生活而失序的生理活動。

抗老化入浴法簡單有效，絕對值得你一試。

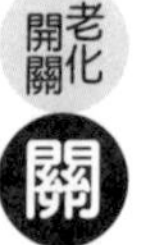

溫泉度假放鬆身心靈

日本有所謂的「溫泉療法」以及「日本溫泉療法學會」。鑑於有些人對溫泉的療效存有誤解，我在此從醫學的角度對溫泉療法做出適當的評價。事實上，「只靠溫泉療法可以健康的活到九十歲、一百歲」的情況只限於原本就具有健康身體的人。

另一方面，經實際老化度診斷而被判定體內IGF-I、DHEA-s、與其他荷爾蒙的分泌量下降的人已不算擁有健康的人體。如果對著這些被老化症狀困擾的人說「只要靠溫泉療法就可以改善」，那就是很不負責任的做法。

溫泉的作用包括，溫熱作用、靜水壓作用、浮力．黏性的作用、化學．藥理作用等。透過浸泡溫泉、留宿溫泉旅館的恬靜悠閒，無論是身體或心靈都能得到充分的休息。這樣的溫泉假期有助於平衡身體的自律神經、修復荷爾蒙分泌失調的狀態、活絡免疫機能。對於需要徹底施行身心修復工程的人來說，二～三週的溫泉假期眞是求之不得。

溫泉療法的適用症有，神經痛、肌肉痛、關節痛、肩關節周圍炎、關節硬化、痔瘡、手腳冰冷、回復疲勞等，溫泉的功效因其所含的成分而異。氯化物泉．碳酸氫鈉氯化物泉對有傷口或火傷（急性燙傷除外）的皮膚具有療效。硫黃泉則有美白、潤滑肌膚等功效。含有二氧化碳的碳酸泉具有促使血管擴張的作用，對高血壓者有療效。另外，含鐵泉或含銅、鐵泉據說有治療女性生理不順的功能。

溫泉療法並沒有太詳細的規則，可以自行嘗試不同的溫泉。抗老化的泡溫泉方式就是以自在的心情享受泡溫泉的樂趣。

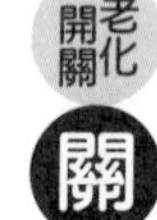

以芳香療法進行香氣抗老

芳香療法是指，利用從植物提煉蒸餾製成有揮發性的香精油，以維持身心年輕、健康與美麗的自然療法。芳香療法是二十世紀初由法國科學家蓋提福斯博士（René Maurice Gattefossé）所發明的。

實驗中手受了灼傷的博士不自覺的把手放在裝有薰衣草油的廣口瓶上方，沒想到傷勢的回復非常迅速，這就是蓋提福斯博士開始研究香精油的契機。爾後博士的徒弟摩利夫人（Marguerite Maury）將芳香療法傳入英國、歐洲各地。

精油是芳香植物（Herb）的花或葉、果皮、樹皮、樹脂、根或果實裡所含之揮發性芳香物質的集合體。精油是脂溶性物質，能溶於酒精或油類，但不能溶於水。芳香植物約有三千五百種，其中被用來萃取精油的芳香植物約有兩百種。芳香療法的運作機制就是香味在人體內的傳達途徑，從鼻子到腦部、從鼻子到肺部，以及從皮膚進入人體。

施行芳香療法時有幾個注意事項。不要直接把精油原液塗在肌膚上、不能把精油拿來飲用、在施術前先測試人體對精油的過敏反應、注意精油的保管場所與保存期限、注意精油的光感作用、使用品質安全的精油產品、懷孕期間最好停止療程等。

以下介紹幾種代表性的精油及其功能。

- 薰衣草精油是芳香療法的頭號神兵。有安定神經的作用，常用來改善不眠症、頭痛、五十肩等症狀。薰衣草也有減輕曬傷、灼傷、蚊蟲咬傷等皮膚傷勢的效用。
- 尤加利精油的特色就在於它的氣味，直接對呼吸系統作用、有治癒感冒初期症狀及預防感冒的功效。尤加利的清新香氣能使意識清楚，同時也有減輕肌肉痛、關節痛的效果。另有報告指出，將尤加利精油調製成濃度二%稀釋液於室內噴灑，可以達到七〇%的葡萄球菌除菌率。

- 薄荷的香味有使人感覺清爽的作用，常被用來防止瞌睡、暈車，並用來醒酒。
- 與青蘋果有類似香味的羅馬甘菊，含有抗炎作用的甘菊環（Azulene）。
- 生長在熱帶地方的依蘭依蘭（Ylang-Ylang）有特殊的異國香味，它的催情作用令人注目。印尼人的新婚之夜有在床頭添置依蘭依蘭的習慣。
- 紫檀木精油（Rosewood）有清爽微甘的甜酸香氣，與檸檬・柳橙・葡萄柚・佛手柑等柑橘系香味同樣具有舒緩沮喪情緒，使人振作的精神療效。
- 迷迭香的氣味傳至腦部後，會對大腦邊緣組織的海馬體產生刺激，疑似能改善腦內記憶體的運作功能。

花草的香氣是非常奧妙的。芳香療法有治療疲累的身心、平衡荷爾蒙分泌的作用。以芳香療法進行護膚療程，不但能改善皮膚狀況，同時也能舒解壓力。將芳香療法導入抗老生活中，其潛移默化的功效令人期待。

老化開關

利用「聽覺」療法的廣播生活

雖說老花眼、視力減退等眼睛老化現象是與糖化作用有關，但現代人過度使用眼睛也是個不爭的事實。工作時盯著電腦畫面、休息時用手機傳送簡訊、回家時電視隨侍在旁、熬夜通宵上網或打電玩，如此依賴眼睛的現代文明生活就是造成眼睛慢性疲勞患者增加的始作俑者。減輕眼睛工作的對策之一就是「聽收音機」。利用聽覺收取情報的同時，讓眼睛得到適當的休養。

「聽力」有豐富想像力的功效。我到國外時也喜歡聽當地的廣播電台，就算聽不懂內容，也可以玩味當地語言的聲調。據說這與想像力的培養也有關聯性。

聽音樂也能使想像力起飛，這並非只侷限於高尚的古典音樂。沉浸在過往熟悉的音樂裡，回憶昔日無牽無掛的天真時代，像這樣沒有枷鎖的思想旅行有癒合心靈傷口、舒緩壓力的功效。

另外，並非只有療傷系音樂才有解除壓力的作用。在激烈的太鼓聲或搖滾樂裡放縱自己，爲「累到連憤怒都提不起氣力的心」注入活力、刺激枯竭的想像力。這種方式是以平衡情感爲考量、刺激麻木的情感地帶，第六章的「陰陽五行」有詳細的說明。

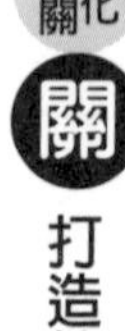

打造抗老化的居住環境

居住環境對人體健康帶來很大的影響。其中一個影響是來自於房間內的空氣狀態。不乾淨、不流通的空氣裡，可能帶有塵蟎、花粉，甚至有甲醛（Formaldehyde）等有機溶劑所造成的毒氣。

另外，有些房屋的構造或建築材料，可能會超過溫度或濕度的容許範圍。特別是濕度對房屋的傷害是常常被忽略的。利用濕度計、除濕機、使房間的濕度維持在四〇～六〇%的範圍內。這是人類感覺最舒適的濕度範圍，此時空氣中的水分大約是０・５～１nm的水滴。

近年來，日式住宅的建構工程上，工業化工法已漸漸取代了傳統的木造工法。爲了打造符合現代人生活需求的空間，大量使用合板或鐵、塑膠（PVC）、工業製品、水泥、玻璃等建材，牆壁的建構上也要求使用不容易造成破損的機能性材質。裝修用接合劑等所釋放出的有機揮發物質甲醛是導致居住者身體不適的病態住宅症候群（Sick House Syndrome）的成因。

回首昔日的日本，傳統式住宅是用木、土、紙、草等自然素材建造而成的。明治時代開始有使用紅磚或水泥、鐵骨支架的建築物出現，但屋中的牆仍是使用消石灰建造的石灰牆或土牆。日本氣候每年都有高溫、高濕度的季節，而木、土、紙、草具有天然的調濕機能，最適合做爲住屋結構的壁材。

最近有種稱爲珪藻土壁的壁材受到高度注目，有防止結露、抗黴、消臭、防火機能等特性。珪藻土是以沉積海底數百萬年的海底珊瑚礦石提煉而成的素材，因擁有多細孔而有吸放濕氣、調節溫度的機能。它的孔數是木炭的五千～六千倍。

在活用現代住宅機能的同時，選用適合當地氣候風土的建築素材亦是實踐健康住宅的必要考量。

關於居住環境，還有很多需要改善的地方，但要馬上搬家、換房子或重新裝潢，則是一件有相當難度的事。於是乎，我們將重點放在立即能做改善的寢室軟體環境上。

第二章有提到睡眠的重要性，睡眠品質對抗老化功效有相當大的影響。你有過晚上開著燈睡覺的經驗嗎？寢室裡的夜燈或數位時鐘的光度有沒有太強呢？你房內的窗簾是否因質地太薄而無法擋住陽光的照射？有其他的噪音干擾你的睡眠嗎？

關閉寢室內所有的照明、利用遮光窗簾擋掉外面的光線、將寢室改造爲可以完全黑暗的睡眠環境。在黑暗中睡眠可促使體內分泌足量的褪黑激素，以及生長荷爾蒙。爲了能使維持人體年輕的荷爾蒙在睡眠中大量分泌，改善睡眠環境是當務之急。

老化開關

關 重新審視工作上的健康管理

住家的舒適固然很重要，對一個出社會的人來說檢視工作環境也是必要的。一般的上班族一天有八小時以上的時間在公司度過。如果說住家花了很多心思，而工作環境卻很惡劣的話，那眞是枉然。

公司裡有各種職務或工作範圍，當中也有工作條件算不上是良好的。另一方面，產業醫師可以爲員工的健康管理助一臂之力，但中小企業大多沒有雇用產業醫師。然而，員工的家庭生活著實影響他的工作表現，因此工作上的健康管理相當重要。

基本上來說，通勤時間愈短愈好，因此，公司離住處愈近愈有益處。職場離家近的話，交通費也便宜，最重要的是，不用把寶貴的時間浪費在通勤上。利用省下來的時間做運動或放鬆調適疲累的身心、接觸藝文、培養其他淘冶身心的興趣。抗老的理想境界是，在市區內擁有一間公寓的同時，在空氣新鮮的郊區亦擁有一棟寬廣的住屋。

夜晚的接待工作，無論對女性或男性而言，都不是一個健康的環境。從傍晚開始沒完沒了的會議絕不會比進行晨間會議來的有效率。捨棄利用晚餐時間談生意的方式，改爲利用午後一點～三點的活力午餐時間與客戶進餐兼洽談生意。從身心健康的觀點來看，夜晚的時間應該留給家人、伴侶、朋友，與自己。

使抗老效果倍增的護理療程、保養、美容醫療

外表對精神面的影響是不可否認的。有些在別人眼裡並沒什麼的外表缺陷，對本人來說可能是非常嚴重的事。過度在意臉部的斑點可能會使自己變得神經質或陷入憂鬱狀態，甚至嚴重到變成足不出戶的自閉狀態。樂觀的心態有助於提升高血壓、癌症、哮喘等疾病的治療效果。反過來說，慢性病等的完全治癒可使人體外觀、肌膚呈現健康的狀態。

抗加齡醫學也包括了，利用沙龍護理療程、保養品、美妝術等美化肌膚的方式，還有美容皮膚科或美容外科針對各種因老化而起的皮膚變化所提供的表面治療。

然而，縱使能利用美容醫療除去皮膚皺紋，但身體自身的老化無法止步的話，皺紋還是會再出現的。誠如這句諺語「肌膚是反映身體健康狀態的鏡子」，體內引起的老化現象終究會反映在外觀的肌膚上。實踐抗老醫學爲本的抗加齡療法以維持身體內部最佳的健康狀態，進而使護理、保養、美容外科的治療效果持久。

「如何使美化的外觀持久」。外觀的抗加齡療法與體內的抗加齡療法雖然意義不同，但彼此是相互協調、相輔相成，絕對不是敵對關係。

我們的研究室也有實施關於化妝效用的臨床實驗。結果顯示，化妝時樂在其中的女性，其體內壓力荷爾蒙分泌量減少。變美的愉悅感促使女性荷爾蒙的雌二醇（Estradiol）分泌，還有緩和「感受不到幸福」、「不想跟人說話」、「心煩」、「有心事睡不著」等心理病的症狀。日本人女性比男性的平均壽命要來得長，或許化妝也是潛在影響之一。

第6章

壓力管理助你找回年輕

關「積極的態度」最重要！

正確的飲食、運動、生活習慣，是抗老生活不可缺的基本功，但最重要的是，「積極的態度」。積極的人大多會明白表示自己的需求與意念。通常清楚表明「是與否」的人常常會被批評爲「任性的人」。但老是因在意周圍的眼光而壓抑自我需求或情感的人會因此而累積很大的心理壓力。

人有哭、笑、生氣等情緒表現及表情，這是因爲內心的感情豐富的緣故。情感貧乏的人沒有生動的表情，給人一種戴上面具的印象，非但沒有魅力，看起來也會比實際年齡來得蒼老。不論到幾歲都能散發魅力的人一定是情感豐富，能對他人的感受與狀況產生同理心的人。這樣的想像力是來自於與他人來往時能充分流露眞實情感的豐富感受。

然而，現代社會裡，無法率直表露情感的人多如過江之鯽。曾經有一些病患問我，「如何才能適當的表達自己的情感呢？」在公司或家裡一直是處於忍耐立場的人，久而久之，感動與喜悅的感覺都會消失，而生氣的情緒也無從發洩。在這樣的狀態下，想像力是不會發動的。想像力枯竭的生活會使人無論是在工作面或家庭面都是抱著自我放棄的心態，又更加重不得不忍耐的無奈——擺脫不了情感空洞的惡性循環。

身為醫師的我即使對有感情表達困難的患者做出指示，「要常常笑啊！」「想生氣就生氣吧！」患者還是無法確實做到。於是我換了一種方式，要求患者回想他這一星期裡所遭遇的不愉快，若想到令自己生氣的事就用力的罵、大聲的罵來表示不滿、宣洩委屈。

難過想哭的時候就徹底的哭一場吧！

壓抑怒氣或悲傷的情緒反而會增加精神壓力。在各種情緒裡，生氣的情緒與喜悅的情緒是一體兩面的。能夠盡情發洩怒氣的人同時也會是個容易把喜悅的心情寫在臉上的人。我們總是會有遇到不合理、令人生氣，但又不能生氣的狀況。有些事其實是可以直接向上司或家人抗議，如果無法做到的話，那可以試試在獨處時把怒氣發洩完。其實，如果是對著有某種程度之信賴關係的朋友或伙伴，誠實的說出自己的不滿並不一定是負面的行為。將自己的怒氣做適度的發洩，比較不會因悶在心裡而衍生負面的情感或想法。

難過想哭的時候，徹徹底底的哭一場要比忍住不哭的好。用力的哭到聲嘶力竭、使自己完全沉浸在悲傷之中。經過徹底釋放負面情緒的過程，我們的心靈才有更多的空間儲存正面能量。

如同季節有春夏秋冬的變化，人的情感也有喜怒哀樂的變化。將悲傷難過的情感比喻爲冬天，冬天給人的感覺愈嚴寒，那麼春天來臨時的感覺就愈溫暖。有時感到開心、有時覺得難過，而身心狀況也會迎合這種情感交替的節奏而有變化。

戀愛也是同樣的道理。在與喜歡的人互動的過程中，時常有開心、傷心、生氣等情緒變化。這種因戀愛而產生的精神亢奮，與副腎分泌的止腺素ＤＨＥＡ——去氫皮質酮（Dehydroepi and rosterone，素有青春之泉的稱號）有關。隨著年歲的增加，ＤＨＥＡ與女性荷爾蒙的分泌量都會減少，因此「無論變成幾歲都不要忘記戀愛的感覺」，也是保持年輕的重要心態之一。

科學研究尚未完全解明與戀愛反應有關的荷爾蒙分泌，以及各種訊息傳遞活動。然而根據美國研究資料發現，接受抗老治療的七十歲高齡群裡相繼傳出有人再譜戀曲的美好訊息。

老化開關 開 年紀愈大愈對壓力敏感

隨著年歲增長或身體老化，「生長荷爾蒙」、「褪黑激素」、「性荷爾蒙」等對抗老有重要作用的荷爾蒙分泌量會日益減少。但並非所有的荷爾蒙分泌量都是愈來愈少的，人體內也有不會因增齡而減少分泌量的荷爾蒙。

那就是與壓力相關、由副腎皮質分泌的「腎上腺皮質醇」（俗稱壓力荷爾蒙）。

檢測高齡者的血液可發現，腎上腺皮質醇的濃度有不減反增的傾向。另一方面，提高抗壓性的荷爾蒙DHEA，以及一種神經傳達物質—腦內啡的分泌量都是隨年齡增長而減少的。

因此，從壓力所造成的傷害中回復的能力也會隨著年齡增長而降低。年輕人很容易從些微壓力造成的精神傷害裡重新站起來，但年邁的人則比較無法乾脆的斷尾求生。年紀愈大的人對壓力的感受性也愈大，化解壓力的能力也愈差。

再者，有些年紀大的人變得很難相處、容易生氣、情緒不安定，這些轉變也是與荷爾蒙有關。另外，精神亢奮的表現則與副腎分泌的DHEA有關，而DHEA的分泌量會隨著年歲增長而減少。加州大學舊金山分校精神醫科華爾克伍茲博士表示，「高齡者抗壓力變弱的重要原因應是來自於血液中DHEA與壓力荷爾蒙的比例改變所致。」

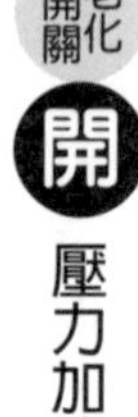

壓力加速老化

醫學研究顯示，慢性壓力會提高罹患癌症的機率。人壽保險公司的調查報告顯示，在壓力大的職場裡，員工的癌症病發率有偏高的傾向。慢性壓力會助長副腎分泌腎上腺皮質醇，影響免疫系統、降低腫瘍免疫能力，進而使逃過免疫系統監視的癌細胞數量增加，癌症病發率因此提高。

壓力荷爾蒙的腎上腺皮質醇，對壓力有「妥協應急」的功能。然而長期的壓力會對身體造成各種惡性影響，例如，免疫力降低、骨質密度減低、糖代謝惡化、發胖、高血壓惡化、動脈硬化日益嚴重、肌膚老化等。因此，我們說壓力會使老化加速，是一點也不為過。

以下為各位說明壓力造成身體發胖的原委。

或許有人認為壓力性肥胖是「為了消除壓力，過度進食而導致發胖」。實際的研究以同樣體格、同樣體重、同樣食量的兩組人來做對照觀察。結果發現，與沒有壓力輕鬆過日子的人相較之下，承受壓力者的肥胖程度要大多了。

身心承受壓力的狀態會促使內臟脂肪細胞囤積脂肪。內臟細胞裡有個腎上腺皮質醇感應器，當它感應到體內有腎上腺皮質醇分泌時，就會促使內臟細胞從事囤積脂肪的活動。

以時間來做區隔的話，可將壓力引起的生理變化分為兩個階段。遇到大麻煩時，瞬間產生的壓力會促使腎上腺素大量分泌，這是進行數十秒的初期反應。另一方面，幾分鐘後慢慢產生的變化是腎上腺皮質醇的分泌。換句話說，因壓力而引起的分泌物可以分為兩階段的作用所致。

回溯到野生時代，「敵人來了！」等突發性的攻擊來臨、必須馬上逃跑或戰鬥時，體內就會分泌腎上腺素。反應突發性壓力的腎上腺素會促使身體進行脂肪減少的活動。然而，給現代人帶來煩惱的是慢性壓力。

腎上腺皮質醇對承受慢性壓力的人體造成很大的影響。

人在發現犯錯的時候，會激動的想「哇！糟糕了……」就在這個瞬間，體內的腎上腺素會大量分泌。數十秒後，腎上腺素就會退場。如果麻煩未解決而成爲長期性的問題時，人體便得承受長期的壓力、進而持續受到腎上腺皮質醇的惡性影響。

現代的人際關係所帶來的壓力，正是所謂的慢性壓力。身體爲了能應付或回避當場的壓力而促使腎上腺皮質醇分泌，因此造成體內老化現象的惡化。

在抗壓性減弱的同時，高齡者所承受的壓力即促進身體老化，但如果因此而拒絕與外界接觸、足不出戶，那只會造成反效果。因爲，在完全沒有壓力的狀態下，因年齡增長而導致的身體變化會直線進行。對抗壓力的能力也愈來愈差，陷入惡性循環。

精神壓力學的權威韓斯·西爾易（Hans Selye）博士表示，「壓力是人生的調味劑，期望沒有壓力的人生等於是期望死亡的人生。」逃避壓力不是救濟自己的途徑，提高自己對壓力的抵抗力才是應該努力的方向。某種程度的壓力被稱為「快感壓力」，是提升效率及維持意欲的動力來源之一。

為了使身體有能力對付促使老化的壓力，良好的休息品質是很重要的。肉體的精神的疲勞來襲時，最好能使自己取得充足的睡眠與休養。待自己從精神受損的狀態完全回復之後，做好面對下次壓力的準備。

對抗壓力的有效方法之一就是運動療法。配合自己的身體狀況，運動的進行以一次至少二十分鐘為佳。運動會誘使神經傳達物質的分泌，產生「腦內啡反應」，具有緩和精神壓力的效用。

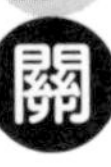

老化開關 從陰陽五行的觀點來平衡情感

本書開始時就提過，「老化是從氣開始」。隨著年歲的增長，一直是精神旺盛的人與失去活力的人之間的落差愈來愈大。人並不會突然變得懷有夢想或希望、樂觀向前看。那麼該如何做才能一直保持動力呢？

有放棄念頭的人、沒有活力的人、內心可能早已變得痲木不仁。於是乎，首先要使自己意識到「情感的流露」。這裡向各位推薦以中國自古流傳「陰陽五行思想」為基礎，得以調節情感的平衡、保持樂觀積極的壓力管理法則。

陰陽五行思想是綜合兩種不同的哲學思想——陰陽說、五行說。

中國的古典文獻記載，從自然的觀點來看「陰、陽的性質對立但又相互影響」。五行是，指木、火、土、金、水五種基本物質，而萬物即是建立於該五種物質之上。

五行的思考方法可以對應到各種身體機能。例如，「五臟」的肝臟、心臟、脾臟、肺臟、腎臟，以及「五腑」的胃、膽、小腸、大腸、膀胱（六腑是加上三焦）。

與人的動作表情相關的有「五聲」的呼、笑、歌、泣、呻，以及表達感情的「五志」，怒、喜、憂、悲、恐。而這些可以對應到五行的事物，其彼此之間也有某種關聯性。

首先要來說明與陰陽五行思考方式的基本概念。

■陰陽說

所謂的陰陽並非是指「明亮就是好的、黑暗就是壞的」這樣單純的絕對表現，而是指「相對性質」。舉男女爲例，男性屬「陽」、女性屬「陰」。再者，同是女性，也有分「老人」與「少女」，此處則以年齡爲基準做判斷，老人屬「陰」、少女屬「陽」。而以少女爲個體做觀察時，從少女的正面看屬「陰」、從少女的背後看則屬「陽」。也就是說，改變觀點也會造成陰陽屬性的改變，而一個陰或陽裡又存在有另一對的陰陽，可以再做更細微的陰陽分配。

換句話說，陰陽說的主張是「森羅萬象的變化皆是相對的」。依陰陽性質而產生的相對世界裡，沒有絕對性質的存在。

相傳，陰陽思想的源頭是日與夜。向日爲陽，背日爲陰，日夜輪替，陽陰互換。我認爲這種相對性的思考方式與支配自然界的法則不謀而合，比「絕對的眞理」更貼切事理。陰陽是會因應時間與狀況而變化的現象。

■五行說

所謂的五行說是，主張世界上所有的事物都可分爲五類的思想。

具體來說，五行是由「木」、「火」、「土」、「金」、「水」五種元素組成。五行是數千年來人類與自然萬象接觸所產生的性質分類，而五行說將五種元素對應到森羅萬象的事物、試圖說明萬象的性質。

（1）木行（季節是春、方位是東、顏色是青綠、味道是酸、臟器是肝、腑是膽）

這裡以季節運行爲中心的想法來進行五行分配的說明。五行的「木」是春到、冬眠的生命再次開始活動的象徵。於是乎，「木」意味著季節是春、太陽從東方昇起，以及幼葉的青脆。

東洋醫學所說的內臟，是指內臟在人體內所掌管的機能領域，並非指現代解剖學上的內臟。人體的內臟以「五臟六腑」做分類。原本是分別爲與五行相對應的「五臟五腑」，但是在人體機能領域的解明過程中，增加了一腑，形成「五臟六腑」。

屬於「木」的臟腑分別是「肝」與「膽」，這並非只指西洋醫學所說的肝臟與膽囊，而是指含有肝臟與膽囊之氣、屬於肝臟與膽囊的機能運作範圍裡所牽連的所有器官。

（2）火行（季節是夏、方位是南、顏色是紅、味道是苦、臟器是心、腑是

小腸）

五行的「火」，如字面之意的火，有「熱」、「明亮」、「燃燒」等聯想。從火的印象可對應到夏天、南方、紅色。掌管「熱」的人體機能領域是心臟。屬於火行的「心」，並非指西洋醫學的心臟器官，而是指含有「心」之氣的機能領域。例如，依該屬性法則，使心燃燒的「愛」、「戀」等即屬於「火行」。

同理，五腑的小腸是屬於火行。小腸利用消化功能將食物轉變爲可被吸收的形態，於是食物裡的養分就能被人體吸收。換句話說，小腸是把食物轉換成能量的機能領域，被吸收的食物養分就是人體熱量的來源。東洋醫學裡的小腸有「小心臟」之稱，足可見小腸的重要性。

（3）土行（季節是土用、方位是中心、顏色是黃色、味道是甜味、臟器是脾、腑是胃）

五行說裡的「土」並沒有對應某個特別的季節，而是扮演從旁充實四季變化的特別角色（植物要有土才能生長）。五行中除了「土」行以外，各行分別對應到東西南北各方位。「土」則是對應到中央，季節的春夏秋冬則分別屬於其他四行，「土」則是對應於扮演四季接點的「土用」。屬性爲「土」的黃色是色彩的中心色，而色譜的中央色就是黃色。換句話說，「土」意味著所有事物的中心。「土」對應到臟腑的「脾」、「胃」。

（4）金行（季節是秋、方位是西、顏色是白色、味道是辣味、臟器是肺、腑是大腸）

以陰陽爲季節做分類，春夏屬陽、秋冬屬陰。四季當中的秋天是，從炎夏轉爲寒冬的過渡季節，同時也是農作物結實留種的成熟期、收割期。比起春天的蓬勃發展，秋天給人落寞惆悵的感覺。然而，這種寂寥感著實激發人類投入藝術創作的意欲、將生命寄託於藝術的創造。

換句話說，「金」的特徵是，爲了生命的孕育傳承而有生命的結束；爲能產出而衍生創造的時機。

「金」對應的顏色是「白」色，在五行裡是指「收斂之後所呈現幾近於無的狀態」。

人體將廢物排出體外的過程稱做排泄。與排泄有關的器官有大腸，以及發汗出口的毛穴。另外，呼吸有「呼氣」的功能，也可以算是一種排泄作用。

（5）水行（季節是冬、方位是北、顏色是黑色、味道是鹹味、臟器是腎、腑是膀胱）

冬是個極陰狀態，冬天裡動物與植物都進入冬眠或縮小活動範圍，躲起來過冬。

「冬」象徵著大雪鋪成之銀色世界所支配的季節。

有人說「水」配「白」，但在五行裡，「水」是與「黑色」對應。黑色暗寓有某些混沌不明的東西滯留在內部的狀態。也就是說，儘管表面沒有任何徵兆，但內部則暗潮洶湧的醞釀著新的生命力，這與冬天的景象不謀而合。由於屬性爲水的黑色有「表面上看不到、但內部則有什麼」的含意，因此在東洋醫學裡，我們將水的力量稱爲「內燃力」。

「水」對應的臟腑是「腎」與「膀胱」，東洋醫學所指的「腎」與西洋醫學所說的腎臟不太一樣。「腎」並不只是過濾尿液的器官，而是包含蘊釀生命之源「腎氣」的場所。

以陰陽五行的觀點來看世界，似乎有很多相牽連的面與點，你是否有種打通筋脈、豁然開朗的感覺呢？

壓力管理層面的陰陽五行思想

我們現在要做的是，以有東洋醫學根據的「陰陽五行思想」爲框架，探討壓力管理的應用層面。先從「感情」世界的探索開始吧。

「木行」是春，含有栽培草木的意味。在自然界裡，春天是生殖的季節。說到春天，腦海裡會浮現靜靜豎立的大樹，然而，在尋求異性的行爲裡，常免不了有鬥氣或發怒等激烈的行爲，與其將這樣強烈的感情定義爲愛，倒不如說愛是萌生強烈情感的種子。以陰陽的觀點來看，尋求戀愛或異性的行爲是陽，但如果變成「滿腔怒氣」的狀態，那就是轉化爲陰。

「火行」是夏天。歡樂夏天給人的印象是，灑落滿地的陽光環圍著歡樂喜悅的呼喊聲，屬陽。然而，「狂喜」卻是屬陰，「狂」有過度之意。

「土行」是盛夏，同時也指季節變換的交接點。充滿夢想或希望的正面思考屬陽，鬱鬱寡歡的負面情緒則屬陰。

「金行」是秋，悲傷的季節。自己陷入悲傷情緒的狀態屬陰，另一方面，對人心生憐憫、心懷慈悲的心情屬陽。

「水行」是冬，暗寓不寒而慄的恐怖感。恐懼與不安的心情屬陰，另一方面，對人心生敬畏、尊敬崇拜等情感表現則屬陽。

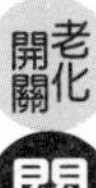

關 如果你高興不起來，那就生氣吧！

感情面有陰陽屬性不同的情緒，這並非單純的將情緒定義爲「高興」是良性、「生氣」是惡性，而是依據陰陽或五行思考來維持情感面的平衡，將陰陽五行的概念應用在壓力管理層面。

以某位四十多歲銀行員的情緒管理爲例，他的職位是中間管理職，不但受到上司的壓制，又得應付下屬的反抗情結，每天過著背負沉重壓力的生活。這樣的人幾乎沒有快樂的感覺、感受不到喜悅的情緒，而是每天都過得惶恐不安、抑鬱惆悵的日子。對處於這種狀態的人進行言語鼓勵、要他們「高興起來吧！」，根本是完全起不了作用的。沉重的壓力早已打散了原有的想像力，旁人幾句「要有夢想！」「忘卻悲傷吧！」的激勵並無法使他們就此站起來、向前走。那麼，怎樣的建議才對他們有效呢？

如何才能從負面的情緒變成正面的情感、找回屬於「木行」之春天發芽的振作情緒呢？心情沮喪的人不但想像力枯竭、同時幾乎是連生氣的動力都失去了。「喜悅、高興」是屬於「木行」的陽性情緒，而同屬「木行」的陰性情緒則是「怒」。既然高興不起來，那就生氣吧！就算無法直接對上司生氣，也可以在私人空間裡想像對上司生氣的畫面、發洩怒氣。如此就能產生「用力的生完氣、心情變輕鬆了」的良性效果。輕鬆的情緒帶有與喜悅相近的情感成分。在發洩之前，情緒的天秤並不平衡，而藉由生氣釋放負面情緒、使情緒天平慢慢調整回平衡狀態。

例如，面向海大喊：「大混蛋！」藉著破口大罵來抒發負面情緒、騰出想像力的空間，培養感情流露的優質互動能力。

這個方法論經過改良後可發展成有效的精神療法或心理療法，而我所建構的「陰陽五行之音樂治療」理論對抗老亦有功效。在醫療現場，音樂療法被當成是病患精神面的支援治療。而我所提出音樂療法是超越一般的音樂治療，透過以陰陽五行爲依據的情感平衡原理，給予能強烈影響人性本質的音樂。

老化開關

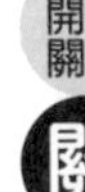

有活力的人給予我們良性刺激

邁入高年期後，因荷爾蒙失調造成抗壓力減弱，老年人對壓力變得更敏感，嚴重者甚至會躲在家裡足不出戶、陷入憂鬱狀態。如果能找到熱衷的事物或許就能有所改善，但馬上要找到似乎也不容易。

重要的是能多方面嘗試自己有興趣的事。只要覺得好像有興趣，就算可能只是三分鐘熱度，也可以試試。如果做了之後發現「厭倦了」或「不適合」，那就再試著找其他的興趣，這比起什麼都不做要好多了。因此，並沒有必需是長期持續的興趣才可以著手的道理。

自發性很弱的人如果無法自行嘗試新事物的話，可以先找有活力的朋友、年輕人聊聊天。與活潑樂觀的人說話時，在不知不覺中會感染對方的活力，得到正面的刺激。

總歸一句，沒有刺激的生活其實是非常不好的，要離開低迷期的第一步就是要受刺激。儘管有些刺激令人感到不悅、或是令人覺得疲倦，但在什麼刺激都沒有的狀態下，生理感應器會愈來愈退化。

不只是老年人需要刺激，對抗老來說，接受適當的刺激是很重要的。神經系統如果不活絡的話，會愈來愈鈍化。有效的活絡神經、振作精神的最佳方式是，實踐同時進行全身運動與細部作業的訓練。

具體來說，走路或伸展運動是全身運動，而折紙等活動是使用神經的細部作業，同時在日常生活裡加入這兩類活動，持之以恆的進行，一定會有所「回報」。這裡的「回報」並不是指金錢，而是指具體行動所帶來的效果得到讚美、找回自信等正面的精神鼓勵，同時亦指可以維持動力、加深持續力行抗老生活的決心。

不要只是哀嘆沒有事可做，試著轉換一下心情，有助於壓力管理。

再者，開口笑對健康有益是眾所皆知的。有研究表示，「類關節風濕患者聽到相聲而發笑，身體的疼痛會減輕」、「放開懷的笑可以提提免疫力、有益於癌症預防」，笑的動作的確對健康有益。

有些頑固的人會面無表情的說「根本不好笑、笑不出來」。然而常去觀賞搞笑表演的人則認爲，並不是因爲好笑才笑，而是笑了才會覺得好笑。爲了要笑才去看搞笑，如果好笑的話，那就可以笑得更開懷。

對於找不到想做的事、沒有任何動力的人來說，習慣開懷的笑是最好的開始方式。另一方面，對於六十歲就退休、無所事事、有失落感的人，可以提醒他們「去上些能美化自己的課程吧」「買些質地好的衣服吧」。如此一來，這些生活沉寂的老人或許就會萌生「想跟朋友見面、想外出用餐」的想法。從形式上的改變開始著手，是激發內心完全沒有動力的人開始活動的方式之一。

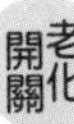
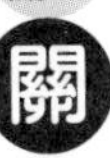

老化開關 健康意識的自我啓發程式

有一種應用自律訓練的手法，使自己啓發「健康意識」的方式。

所謂的自律訓練是，「一種藉由意識驅動使結果再現、找出使該結果產生的根本要因並加以控制的精神醫學手法」。例如，放鬆狀態時出現的身體症狀是「肌肉的鬆弛」，換句話說，這是「肌肉緊張以及多餘的力量都已解除的輕鬆狀態」。從生理學的角度來看，身體是處於肌肉的血管擴張、血液循環良好的狀態。

就算知道應該要「放鬆自己」、但還是無法做到的人，可以利用這樣的自律訓練，達成自我期望的放鬆狀態。

以自身的力量來啓發健康意識，進而使自己擁有「樂觀進取的思考方式」、「強健的抗壓性」、「良好的生活習慣」等。

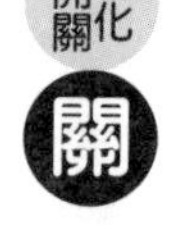

長命百歲者的共通點——積極的「生活」態度

一般邁入老年期的人都會漸漸的失去動力，就連挑戰新事物的勇氣也愈來愈退卻。但另一方面，世界上仍可看到動力十足、繼續活躍於第一線的老年人。這樣的人大多身體強健。而身體健康的前提是心靈的健康。

「美國喬治亞洲的長壽者研究小組」以一百四十四位認知力沒問題、能獨立生活的百歲老人爲調查對象進行心理分析。研究結果顯示，受檢者的個性分歧，很難證明個性與長壽有直接的關聯性。不過，這些百歲老人有個共同的傾向，就是大家都很積極的「活著」。大部分的長壽者都有樂觀進取的思考方式、反應迅速、適應力強等特性，同時在面對問題時也有試著親自解決的強烈意志力。

由此可見，抗老與健康的重要心態是，能自己獨立過生活的意志力，以及自己對健康的強烈期許與努力。想多活一天、甚至多活一小時的求生欲念是良好的精神動力，絕不是所謂的「強欲」表現，不需感到羞恥。能夠長壽的人本身就是一種使命感的達成，是一種值得尊敬的意志力。

年輕的時候就開始與自己約定「我要健康有活力的活到幾歲」，這樣積極的意識可提高維持健康狀態的機率。這個誓約本身就是一種精神支柱，實際上也存在有因此而達到維持健康的實例，意味著精神療法的確具有某些效果。

再者，調查顯示，女性的平均壽命比男性長，關於這點，有以下幾個因素值得揭示。

有些年邁者爲了維持「心靈健康」，在住居區域裡提供居民「交流場所」、開辦各種活動，增加自己與其他同齡或年輕世代者的交流機會。觀察這類的活動可以發現，熱心參與活動的人大多是女性。女性較不會因邁入老年期而將自己關在家裡足不出戶，反而喜歡外出找朋友聊天。

外出聊天或從事活動的人，通常會注意自己的儀容裝扮。對人類來說，裝扮外表的心態與孔雀開屏的目的一樣，是爲了吸引異性的眼光。打扮自己的心情可以喚回年輕時的感動，使自己感染年輕的氣息。

觀察男性的抗老成效可以發現，異性的存在也是影響老化的原因。根據調查，六十～七十歲以上，身邊有另一伴的人與年老獨居者的平均壽命相差了八歲。獨身男性有提早死亡的傾向。另一方面，女性是處於獨身或是有伴的狀態並不會影響壽命的長短。

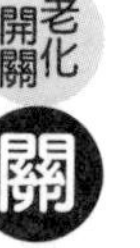

藝術療法、音樂療法的可行性

根據統計，從事藝術活動的人大多比較長壽。可能的原因是，藝術家有較強烈的生活目的，也有回避或釋放壓力的管道。因此，我們或許可以利用藝術療法以預防「生病從氣開始、老化也從氣開始」的症狀。

從中高年期邁入老年期時，很多人因此失去了人生的目標。從事藝術活動有著創造生活意義的一面，同時這也是個很容易涉獵的活動。

音樂療法等的藝術療法，與呼吸法、溫泉療法同樣都被納入代替醫療的範疇。應用摻有興趣與娛樂等雙重要素的藝術療法，不但可以達到維持健康的效果，也能爲自己帶來快樂。藝術活動是不分年齡性別、容易跨入的領域。過了六十歲仍能嘗試新興味是件很有意義的事。

藝術療法的效用有，創造生活意義、解除壓力、預防老人痴呆、強化免疫力、製造與他人溝通的機會等。

順道一提，我的嗜好是聽音樂。基於對聽音樂的熱衷，我出了一本名爲《陰陽五行的音樂治療》的書。然而，如果說抗老全體的治療效果是一百，那音樂的治療效用大概只占了五個百分比。這個百分之五的低比例，若以樂觀的角度來看，並不需要否定它的價值。試想人生若有一百歲，如果能多活五年也算是值得的。

對喜歡音樂、或對音樂有興趣的人來說，音樂療法可能是個令人著迷的治療方式。

不少調查結果顯示，藝術療法有解除壓力的功效。同時也有報告指出，藝術療法可提升免疫力。免疫力的提高有助於預防感染症、降低癌症發病率。藝術活動通常包含細部的手工作業，有刺激腦部、預防老人痴呆的功效。從事藝術活動可能因此帶來新的溝通機會，可改善年邁者的自閉傾向、預防陷入抑鬱狀態。

藝術活動是任何人都可以輕易踏入的領域。如果能接受抗老的觀念，那麼就算邁入六十大關也可以培養新的興趣。以我本身來說，如果我能擁有一個完全投入藝術的生活，我會非常的引以為傲。

第7章

不要放過「老化的徵兆」！

徵兆一：「齒」——口腔洩露你的老化度

人會在何時意識到自己老了呢？心血來潮的跑步到車站、結果落得氣喘如牛般的狼狽？站在鏡子前撥弄頭髮時、赫然發現內層的白頭髮增加了？發現自己變得無法看清楚近距離的事物？在日常起居裡像這樣猛然發現「自己老了」的人不勝其數。

這些症狀的確全都是老化的徵兆，而且這些症狀的出現可以說是已經是老化的結果。在這些誰看到都會「發現你老了」的徵狀發生之前的階段裡，你早就該先行採取抗老行動。本章將告訴你如何提早發現老化。

首先，我們人體有個部位是「只要看這裡就知道全身的健康狀態」，那就是「口腔的內部」。

屬於口腔內環境的症狀有蛀牙、牙周病、吞嚥困難等，如果只把這當成「牙齒或牙齦症狀」、「喉部症狀」等局部問題來看待，那就太大意了。口的內部狀態與全身狀態其實有很密切的關聯性。例如，「口內乾渴」的徵狀可能與飲食習慣或壓力問題相關，同時也可能是引發糖尿病或浮腫體態的前兆，更可能是各種原因的複合徵狀。由此可見，口內的問題可能影響全身的狀態。反過來說，藉由觀察口腔內的狀態，我們可以得知全身的狀態及老化程度。

咀嚼力道變弱、容易口渴、有牙周病……，這些症狀本身就是老化的徵狀。如果太小看這些狀態、不採取治療對策的話，很快的，全身的老化徵狀就會排山倒海而來。早點發現、早點治療，是抗老生活的必要手段。

口腔內部的老化徵兆有很多種。「牙齒的數量減少」、「咀嚼力道變弱」、「唾液減少」、「容易口渴」、「吞嚥困難」等徵狀，與老化度檢測的五角數據──肌肉年齡、血管年齡、骨骼年齡、荷爾蒙年齡、神經年齡等有密切的關聯性。

實際的檢查結果顯示，骨骼脆弱的人，牙齒也脆弱、不堅固，而全身肌力衰退的人，咀嚼食物的力道也會變弱。慢性的牙周病與動脈硬化及糖尿病有關聯性，而神經老化會導致吞嚥困難或提高誤嚥的機率。荷爾蒙分泌的減少會連帶造成唾液分泌的減少。

牙科醫師裡也有早就引進抗老醫療的醫師，他們並不把牙齒或口腔疾病當成單純的局部疾病來看待，而是將之視為與全身狀態相關聯的徵狀。在蛀牙及牙周病的護理指導上，「使用齒間刷細心清潔牙齒及齒縫」、「定期做洗牙以去除牙垢、牙結石」等都是最基本的注意事項。今後的醫學診療應同時從以下這兩方面著手，由牙齒狀態觀察全身、由全身狀態觀察牙齒功能。例如，替有牙周病的患者診療時，應同時觀察其是否有動脈硬化的跡象。

牙齒衰退造成遠離「文化生活」的遺憾

本書中已經重複申述過「細嚼慢嚥的重要性」。基於牙齒健康的重要性，在此說明牙齒與老化有何關聯性。

牙齒是攝取食物第一階段的消化系統。為保持良好的消化吸收功能，維持牙齒的健康是不可或缺的努力。再者，進食並不只是為了攝取營養。享用美味食物會使人產生幸福的感覺。而一邊享用食物、一邊聊著料理的由來、軼事，這與注重豐富心靈的文化生活也有相當的關聯性。換句話說，牙齒的衰退會造成遠離文化生活的結果，使人難以精神奕奕的過日子。

牙齒的老化可分為，牙齒本身的老化，以及牙周組織的老化。牙齒本身的老化具體來說是指，牙齒咬合面與齒根部的磨損。牙齒的磨損會造成上下顎關節異常、無法正確咬合。然而，牙齒磨損的惡化速度尚屬於緩慢進行的程度。

另一方，牙周組織的老化則是指，牙肉的退縮、齒槽骨的吸收或骨形成能力的降低、石灰質的老化。這個老化速度因人而異，如果沒有施行適當的口腔護理，就只有眼睜睜的看著老化毫不留情的進行。

其他可能發生的問題尚有，顎的關節、咀嚼肌的機能降低等。還有，唾液腺萎縮會引起唾液分泌量的減少，連帶使味覺功能衰退。更嚴重的情況則是，舌、唇、口腔內全體的黏膜變薄、變得容易受傷，造成進食困難。

人的壽命可以延長、牙齒的壽命卻無法延長

進行牙科病患的實態調查發現，存在時間最久的牙齒是下顎的犬齒，失去這顆犬齒的平均年齡是六十六歲，而最早失去的牙齒是下顎的第二顆大臼齒，失去這顆臼齒的平均年齡是四十五歲。在過去的三十年裡，人類的平均壽命有急遽延長的趨勢，牙齒的壽命卻沒有延長。

根據調查，失去牙齒的原因有九成是因爲蛀牙與牙周病（其中蛀牙占四成、牙周病占五成）。特別是六十五歲以上的老年人，因牙周病而失去牙齒的情

況占了九成。因此，施行適當的口腔護理以預防牙周病，是維護牙齒健康的不二法門。

隨著年歲的增長，口腔內的組織抵抗力及免疫機能會降低，使得患病或受傷後的自動回復能力變差。如果是健康的年輕人體，牙周組織抵抗力自然強。另一方面，因老化而造成牙周組織的抵抗力衰退，使得牙周病的症狀日益嚴重。再者，隨著年齡的增加，運動能力會降低、手指的活動會變得不靈活，連帶著刷牙的動作會有所馬虎、無法保持口中清潔。

預防牙周病最有效的預防法就是，實踐正確的刷牙方式與去牙結石的洗牙療程。定期到牙科做齒部健檢、確實實踐抑制齒垢生成及清除齒垢的定期洗牙。

盡量避開不養生、過度疲勞、壓力過重的生活惡習。飲食療法的具體實踐上要注意，避開添加物多的速食產品，盡量攝取維生素或礦物質含量豐富、營養均衡的飲食，以及有咀嚼感的食物，進食方式上要堅守細嚼慢嚥的原則。咀嚼食物的動作有鍛鍊牙周組織的效用、促使唾液的分泌量增加，且與預防老化習習相關。

為了解決口中的問題，牙醫師必須要確實指導正確的刷牙方式、施以仔細咀嚼的訓練等，給予患者最適切的治療及護理建議。今後的牙科醫師應從抗老醫學的觀點，了解「牙齒影響全身、全身影響牙齒」的相互關聯性，幫助患者做好抗老及維護健康的準備。

徵兆二：「睡眠」——無法像年輕時候那麼好眠

人的睡眠狀況，會隨著年齡的增加而有變化。一般來說，孩童時期到二十多歲的青年期是最容易入睡的時期，也容易獲得深層睡眠。所謂的「睡得像死豬」也是這時期才有可能的狀態。過了三十歲之後，人體會慢慢的變成無法進入深層睡眠的狀態，年輕時的睡死狀態幾乎很難再發生。

然而，三十多歲的人對於自身睡眠品質降低的現象大多沒有自覺，開始察覺時已經過了四十歲。而過了五十歲，有愈來愈多的人會遭遇睡眠障礙的問題。六十歲以上的人則多數有「無法入睡」、「無法進入深層睡眠、睡眠很淺」、「半夜會醒來好幾次」、「早上太早醒來」等症狀的煩惱。

年輕人一般在入睡十分鐘後，就會開始由淺層睡眠移往深層睡眠的狀態，而進入深層睡眠大約要三十分鐘。之後維持三十分鐘的深層睡眠後，會再移往快速眼動期的睡眠狀態。通常一個晚上會反覆進行四到五次這樣的睡眠週期。

另一方面，老年人要花大約四十分鐘的時間入眠，而且會有無法進入深層睡眠、直接進入快速眼動睡眠的傾向。實際的睡眠時間與躺在被窩裡的時間比例稱為「睡眠效率」。三十歲人的「睡眠效率」約有百分之百，但老年人的「睡眠效率」則降低至百分之七十，也就是呈現一種待在被窩裡的時間長、但無法熟睡的狀態。

老年人無法睡得好的一個原因是，促使睡眠活動進行的荷爾蒙「褪黑激素」分泌量減少。第二章的荷爾蒙解說也提過，為了保有健康的睡眠品質，我們有必要實踐促使褪黑激素分泌的生活習慣。

徵兆三：「免疫」——為何免疫機能降低的人容易致癌？

人體本來具有防範癌症於未然的機敏免疫系統。癌症並非是突發性的症狀，而是體內產生了無法制止蔓延的癌症細胞。身體的免疫系統會不時的監控體內是否有新癌症細胞的產生，如果有發現與普通細胞相異的癌症細胞，免疫系統會將之識別爲身體的異物、對癌症細胞發動攻擊。這就是對抗癌細胞的「免疫監視機構」。

擔任攻擊癌症細胞的免疫細胞有，NK（Natural Killer）細胞、殺手T細胞、巨噬細胞（Macrophage）等。

NK細胞會攻擊多種類型的癌細胞。殺手T細胞專門剋制惡性黑色腫瘤、大腸癌細胞、肺癌細胞等。巨噬細胞則攻擊各種異物或癌細胞。然而這些攻擊並無法對抗一公克以上的重量級癌細胞塊。

健康的人體內，免疫監視機構會確實運作、發揮提防癌細胞入侵的功能。然而，老化現象的進行將造成免疫監視機構的衰退，進而導致脫離監視的癌細胞大量繁殖。

造成對抗癌細胞的免疫監視機構衰退的原因，除了老化之外，愛滋病毒的感染、過重的壓力、過勞、營養不良等，都是可能的成因。

徵兆四：「眼」——電腦化社會是眼睛老化的不歸路

白天在辦公室從事的是文書及電腦作業，回到家則是電視及網路，這是過度使用眼睛的現代社會生活。「最近感到眼睛非常疲累」的人有與日俱增的趨勢。

如果是休息一晚就能恢復原狀的眼睛疲勞並不會造成問題，但如果隔天、甚至經過充分的休息仍無法消除眼睛疲勞的話，那就是該設想治療眼睛疲勞的對策了。

以治療眼睛疲勞的對策來說，必須要率先予以考量的是眼睛焦點。「近視眼鏡度數不合」、「有老花眼了」、「有散光的現象了」等，會有各種與眼睛焦點產生變化的相關問題出現。如果放任不管的話，這些毛病將使調節眼睛焦點的水晶體負擔過重、造成眼睛疲勞。此時最需要的是，鏡片度數、幅度合適的眼鏡或隱形眼鏡。

接著要注意的是乾眼的問題。有研究結果顯示，眼睛疲勞的原因有百分之六十是眼睛乾澀所造成的。特別是長期盯著電腦畫面或電視營幕的人，因爲眨眼頻率的減少，同時又有睜大眼睛的傾向，從眼部蒸發的水分增加，造成眼睛呈現暫時性的乾眼狀態。

所謂的乾眼症是指，淚液分泌不足、無法保持眼球表面溼潤而衍生的種種症狀，這同時也是老化現象的徵狀之一。在日本，具有潛在性的乾眼症患者約有八百萬人，乾眼症病例的增加也是現代社會的問題之一。處於過度依賴眼睛的現代，正值工作旺盛期世代的眼睛也只有走上老化一途。

眼睛裡並沒有乾燥感應器，而乾眼的症狀與其說是「眼睛乾澀」，倒不如說是「眼睛疲勞」。治療乾眼症的方式有，利用人工淚液的眼藥水或濕潤輔助劑等提高眼睛的濕潤度，適當的治療可以有效改善乾眼症狀。

另外，雖然不是很常見，但眼睛疲勞也有可能是「綠內障（青光眼）」等罕見眼疾的隱藏性初期徵狀。如果眼睛疲勞是長時間的持續、無法消除的話，最好趕快到眼科接受診察。

徵兆五：「皮膚」──「光老化」與「基因開關」引起皮膚老化

研究指出皮膚老化的原因有八成是因爲「光老化」。地球所接收的紫外線可分爲紫外線A波與紫外線B波，而皮膚老化主要是受到A波的影響。另一方面，近年來臭氧層被破壞，引起與基因損害與癌症發作相關連的紫外線C波增加。

年輕健康的皮膚組織裡，「膠原蛋白」纖維及「彈力蛋白」（Elastin）呈現規則的排列構造，而紫外線與其他種種刺激會使皮膚組織構造受損。年輕健康的肌膚本身有修復損害的能力，然而，皮膚的修復能力會隨著年齡的增長而降低。

再者，皮膚老化與老化基因的存在也有相當的關聯性。一種稱爲膠原蛋白分解酶會瓦解皮膚層的膠原蛋白纖維排列。隨著年齡的增加，膠原蛋白分解酶的基因開關會進入開啓狀態，促使身體內的膠原蛋白分解酶數量增加，進而引起皮膚鬆弛、皺紋等老化現象。

其他在年輕人體內呈現「開啓」狀態，但在老年人體內則進入「關閉」狀態的基因有，神經醯胺（Ceramide）合成酵素基因、鞘磷脂酵素（Sphingomyelinase）基因、膠原蛋白合成組織酵素基因等。這些是合成維持肌膚潤澤度的保濕成分的神經醯胺（細胞間脂質）、鞘磷脂、膠原蛋白的重要酵素。此外，蛋白質分解酵素基因也會隨著年齡的增加而進入「關閉」狀態，使得皮膚角質層變厚、變硬。

受光老化影響最少的部位是臀部的皮膚「臀部的兩頰」部分。因爲這個部分大多數的時間都被衣褲包裹、覆蓋著，因此受紫外線的影響最少。臀部的皮膚與其他部位的皮膚相較之下可發現，肌膚色澤及彈力都有某種程度的差距，這個差距就是相當於光老化的程度。

皮膚的保護機制在防止紫外線或化學物質的刺激作用的同時，皮膚內側的角質層會生成麥拉寧（Melanin）色素，沉澱於角質層裡。皮膚組織所受的刺激愈多，麥拉寧色素的沉澱也愈多。隨著年齡的增加，沉澱的黑色素會變成皮膚的斑點。此外，皮膚角質層需要潤澤保護，然而年紀漸增的皮膚則變得有乾燥傾向。

徵兆六：「胃腸」——最近常有「胸悶」「胃脹」「便祕」！

「最近可能是太累了，覺得胃很脹、不消化」「可能是偏食的緣故、我有便祕的困擾」這些症狀如果是一時的，那不用太擔心，但如果是持續性的，那就要注意是否為老化現象的徵狀。

食物在胃裡經消化作用後會移到十二指腸，而胃清空食物之前的這段時間稱為「胃的排空時間」。成年人的胃排空時間大約是四小時半。然而消化管的運動機能會隨著年歲增長而衰退，因此，七十歲以上的人需要六～十六小時的胃排空時間。

食物在胃裡停留過久的話，胃部會變得沉重，出現胃膨脹、胃脹氣等症狀。醫學上稱這樣的狀態為胃張力缺乏（gastric atony）。

再者，老年人多有便祕的煩惱。除了排便不順的症狀外，便祕還會引發皮膚粗糙、有異物、肥胖、高血壓等合併症狀。

便祕症分為兩種，一種是因腸黏結或發炎所造成的腸道阻塞等，由疾病所引起的「器質性便祕」；另一種是因大腸的功能異常所造成的「功能性便祕」。

功能性便祕又包括，因大腸運動機能過於旺盛引起腸管痙攣的「痙攣性便祕」，以及因大腸運動機能降低所導致的「無力性便祕」。

無力性便祕又稱為「常習性便祕」，是最常發生的便祕症，同時也是伴隨老化而起的便祕症。常習性便祕通常會伴隨著胃張力缺乏等消化管運動障礙的症狀，發生在體質虛弱的女性或老年人身上。

醫學界對於消化管運動機能降低機制尚存有疑慮，因此，還未找到因老化而起的常習性便祕的根治方法，如今唯有靠適當的飲食內容與運動加以改善。

徵兆七：「性」——吸菸與壓力導致陽萎提早發生？

男性都很在意做為年輕指標的「性能力」。所謂的勃起不完全是指，性交的時候沒有勃起或勃起的動作無法持續。最近因為性無能的說法有欠體貼，於是多將此症狀稱為陽萎（ED，Erectile Dysfunction）。

男性在過了三十歲之後，勃起不完全的發生頻率會隨著年歲增長而增加。在日本，四十歲~七十歲的男性有半數以上，因各種原因而變成陽萎。只要是男性，不論是誰都有機會發生陽萎的狀況，而發生的時期與症狀的程度都是因人而異。

勃起不完全的代表原因有以下幾個。

- 男性荷爾蒙（雄激素）分泌量減少所導致的內分泌性勃起障礙
- 心理障礙所導致的心因性勃起障礙
- 因糖尿病、腎不全、事故或外傷引起的骨髓損傷、手術等所造成的神經因性勃起障礙
- 因糖尿病、高血脂症、腎不全、動脈硬化、事故等所引起的血管因性勃

起障礙

●因高血壓或神經痛、精神疾病等長時間的藥物服用所導致的藥劑性勃起障礙

陽萎的種種原因都與伴隨年齡增長而來的疾病或生理變化有深切的關聯性。年齡的增長不僅使男性荷爾蒙分泌量減少，也促使糖尿病・高血壓等慢性病的發生頻率增加，進而導致動脈硬化或神經機能衰退。此外，用來治療這些症狀的藥劑則有可能引發勃起障礙的副作用。

研究發現，近年來男性發生陽萎的年齡有下降的趨勢，二十歲後段～三十歲前段的男性族群裡已患有陽萎症狀者不再是稀有病例。沉重的精神壓力，再加上肉體的、經濟的壓力等複合作用可能是提早陽萎發生期的原因。

另外，長期吸菸也會影響勃起反應。吸菸是動脈硬化的危險成因，而動脈硬化症狀的惡化會引起血管性勃起不完全症。吸下肚的菸霧也會使男性荷爾蒙的雄激素分泌量降低、導致性欲減退。香菸成分的尼古丁會促使副腎髓質分泌更多的鄰苯二酚胺（catecholamine）形式的激素，刺激血管收縮而導致血流障礙發生的機率升高。

另一方面，雄激素的分泌量減少會引發腦內分泌多巴胺（Dopamine）的代謝障礙，造成中樞神經性勃起不完全。

男性機能衰退並不只是因爲「年紀大了」，吸菸與壓力都是元凶。爲維持年輕有活力的身心狀態，禁菸與壓力管理都是必要的手段。

醫學界已掌握了老化徵兆的代表性成因，而以內臟各部位爲對象的相關研究也如火如荼的進行。

抗老醫學的本質就是，找出老化的成因、盡量延緩老化現象的出現。在日本，抗老醫學被稱爲「抗加齡醫學」，其研究發展受到相關醫療研究領域的注目。

這本書的尾聲將近，來看看「抗加齡醫學」在現在醫療系統裡的定位吧。首先，一般民眾熟知的「定期健檢」「全身精密檢查」等的健康檢查，其目的是實踐健康管理、預防日常生活裡的常見疾病，在醫療系統裡是屬於「預防醫學」的範圍。

同理可推，在即將走進高齡化社會的二十一世紀裡，抗加齡醫學將立於「究極預防醫學」之地位。

「百歲人瑞的研究成果」揭露健康弱點

無論在美國還是日本，活到百歲以上的老年人口都在增加中。

老化的速度爲何會因人而異呢？爲揭開健康長壽的祕密，國內外的醫學界以百歲人瑞爲對象，進行相關研究。

所謂的百歲人瑞是指，已經活到一百歲以上，沒有痴呆、沒有癌症、沒有其他重大疾病、更不用臥病在床，過著獨立自主生活的老年人。在美國有「新英格蘭百歲人瑞研究」、「喬治亞州的百歲人瑞研究」等具代表性的研究結果，在日本則是以慶應義塾大學廣瀨信義博士研究小組擔綱百歲人瑞研究的中心組織。

研究結果顯示，左右壽命長短的原因裡，除了遺傳的、器質性的要因之外，還有其他一些影響顯著的因素存在。以下列舉幾個具體的要因。

①健康飲食生活習慣、②必要維生素及營養的攝取、③適度的運動（包括日常生活的肉體勞動）、④壓力的有無、⑤睡眠時間、⑥交通事故、自殺率、兇惡犯罪發生率等的降低、⑦酒精攝取或吸菸習性的控制、⑧空氣或飲用水的污染等環境問題、⑨紫外線的量、⑩傳染病・地方疾病・ＡＩＤＳ的蔓延狀

況、⑪肝炎病毒帶原的機率、⑫有害動植物的有無、⑬醫療機關與定期檢查系統的完善程度、⑭能使老年人感到生存意義的社會環境、⑮娛樂・休閒的有無、⑯朋友的有無、交友關係。

這些都是形成長壽社會的重要因素。有些科學家主張「長壽遺傳因子的存在是最關鍵的因素」，但這對不帶有長壽遺傳因子的人來說是不具意義的言論。站在抗加齡醫學研究者的立場，儘管我們仍會進行長壽遺傳因子的相關研究，但絕不會把無法健康長壽的原因歸究於沒有長壽遺傳因子。

實際上調查百歲人瑞的健康狀態可發現，這些人的老化速度並沒有特別緩慢的跡象。而與其他一般人的大差別是，「百歲人瑞身體各部位的老化程度很平均」。也就是說，並非完全不老化、而是均衡的老化。百歲人瑞的身體內沒有極端老化的弱點部位。

很多人差一點就能到達百歲階段。這些人可能是在四、五十歲的階段就有某個部位不夠健康、成了弱點部位。之後隨著歲月的流逝，這個弱點部位的問題變大、引起疾病，進而影響全體的健康狀態。這個弱點部位可謂為「奪命部位」。

例如，假設動脈是弱點部位。動脈的加速老化會造成動脈硬化，連帶引起高血壓。

動脈硬化嚴重者會引起血管阻塞，而頭部血管阻塞會造成腦梗塞、心臟血管阻塞會造成狹心症或心肌梗塞、腎臟血管阻塞會造成腎梗塞、其他部位的臟器血管也都有阻塞的可能性。

縱使外表、體態看來並不蒼老，但體內血管若已進入老化狀態，那麼未來入列百歲人瑞的機會渺茫。日本人的三大死因是眾所皆知的癌症、腦中風、心臟病。除了癌症，腦中風及心臟病的成因都來自於動脈硬化。因此，保持動脈的年輕狀態具有重大的健康意義。

每個人的體質不一樣，早點找出自己身體的弱點部位，以及克服弱點的方法，實踐以健康長壽爲目標的抗老生活。

爲了找出身體的弱點部位，可以利用「年輕程度判定診察」，這就是之前提到的「老化程度判定診察」。爲了給予正面的形象、正確傳達接受診察者的心情，因此採用「年輕」兩字來命名。

爲了擁有健康長壽的人生，只靠一般健康檢查檢測是否患有癌症或慢性病是不夠的。重要的是，利用「年輕度判定診察」找出因年紀增長而出現的老化徵兆，提早發現、提早治療、做好預防老化的準備。克服自己的健康弱點，使全身狀態保持均衡、均勻的老化，成爲健康的百歲人瑞並不是難事。

目標：年輕的每一天、不需要看護的老年生活

日本是個少子化與高齡化同時進行的社會。身爲抗加齡醫學推廣者的我試著從各種不同的觀點思考與高齡者有關的問題，對我來說，建立一個適合新一代高齡者的社會組織是很重要的課題。包括我在內的高齡當事者都必須有面對現實的自覺，這也是我認爲實際年齡的數字並沒有多大意義的原因。

尚未進入高齡階段的人也應該想清楚現在必須要做的準備，以及將來的生活目標等，盡心做好每件事，爲將來「不需要看護的老年生活」而努力。另一方面，修正醫療問題或年金問題，確立適合社會保障制度等都是迫切的議題，但在那之前，我們自身也要爲實現資源豐沛、活力十足的長壽社會而努力，勇敢面對問題的態勢是很重要的。

無論社會保障制度如何的充實，如果只依賴這些措施，並無法實踐抗老生

活。這種依賴的心態就是「助長老化的最大要因」。對一個眞正了解抗老重要性的人來說，社會保障只是處於「補助輪」程度的地位，以自己的力量支援自己生活的心態才是最重要的。

以前針對高齡者的醫療研究停留在「如何能延長壽命」，但今後的研究已從生命長度的競爭時代轉移到生命品質的競爭時代。長壽社會的代價是，癌症與糖尿病等疾病患者的增加，因此從今以後的時代裡，大多數的高齡者身上可能至少會有一個「和平相處的疾病」。

面對時代的變遷，抗老生活所要實踐的是，重視生活品質、健康自立的生活，也就是實現「不需要看護的老年生活」、「健康長壽的生活」。

維持最佳的健康狀態！

「最佳健康狀態」（Optimal Health）指的是，在各個年齡階段的身心狀態都呈現屬於該階段之最佳狀況的理想健康狀態。四十歲有四十歲的最佳健康狀態、五十歲有五十歲的最佳健康狀態，如果一直都能維持理想健康狀態的話，就能活到百歲的階段。常常有人提問：「抗老要從幾歲開始做起呢？」如果在百歲階段要有最佳健康狀態的話，那年輕的時候就要維持當時應有的最佳健康狀態。就算是一歲的嬰孩、「父母授予他的正確飲食習慣」就等於是預先修練將來抗老的基本功。

抗加齡醫學上的血液檢查，主張各種數值必須是維持最佳健康狀態的目標值（最適值）。也就是說，檢查結果的數值並非是只要沒有超過標準範圍即可，而是以提升自己的健康水準爲目標，積極改善狀況以達到最適值。

未來的醫療系統應該仿效制定肥胖指標BMI值的方式，以有醫學根據的方式設定適合國人的最適值。

後序

這次我以「糖與焦化」爲主題著作這本書。「糖會引起身體的焦化反應?」隨著深入的研究與調查，有趣的事實逐一浮出檯面。

「糖化」也會加快老化的速度。許多原被認爲是健康的生活飲食方式，原來都與身體的糖化反應有某種關聯性。本書根據焦化研究的實驗結果、揭載能使身體避免糖化的機制。你會發現有些早已廣爲人知的健康知識，其背後的依據竟也與糖化反應有關聯性。

本書亦站在抗加齡醫學的立場，介紹具有抗老效果的生活習慣。這些都是值得烙印腦海的金科玉律。如果能確實遵行，一定能維持「理想的」健康狀態。

然而，人並非是個完美的機器，並不是所有的人都能完全實踐所有的抗老方法。有人知道十項、就能做十項；也有人知道十項，卻只能做到五項，甚至只能做到兩項。而最重要的是，持之以恆。不要因爲無法做到全部的法則，就舉白旗放棄了。就算只是一、二項也好，如果能持續進行也會有效的。

現今有嚴重的階級差、二極化社會問題。雖然階級差主要是指經濟方面的現象，但健康面著實也呈現出二極化現象。

身體檢查或健康診斷的資料顯示，原本健康的人會因爲注意自身健康、而變得更加健康。然而在另一方面，身染疾病的人或是高危險群的建康狀態則有更加惡化的傾向。這就是所謂的健康狀態二極化現象。

另外，經濟階級差亦造成醫療的階級差，經濟不寬裕的人將來老年或生病時無法接受良好的醫療服務。這種現象似乎萌生一個錯覺，使得有些人認爲有錢就能得到健康。事實上，不需要花錢而能維持健康的方法也很多。

要實踐花費平易近人，甚至不需要額外花費的健康生活，最重要的就是要使自己振作精神。首先將「防止身體糖化」的意識深深烙在腦海裡，帶動精神活絡，使自己對某些事物產生興趣，進而激勵維持興趣發展的意願與持久性。

我以醫師的立場爲患者做建議時，也花了很多的精神爲病患打氣加油，使病患萌生想從事活動的意願。

宮崎縣的某位精神科醫師在「忍者的故鄉」伊賀受過使自己進入「無」狀態的訓練，也就是消除自己氣息的忍術。這位醫師告訴我，我們醫師並非是要將自己的能量傳給患者，而是要激發患者自身的能量。而爲了引出患者自身的能量，則必須先把自己的能量隱藏，呈現「無」的狀態。

話說有一次，我剛剛結束檢查工作，待在胃照室裡，一邊回想忍者醫師的話、一邊使自己身處於無的境地，專心寫稿。旁邊有個護士正在整理房間。護士在做完她的工作後，關了燈就離開房間了。沒有照明當然就無法寫稿，我於是起身開燈。護士看到房裡的燈亮了，嚇了一跳，回到房裡向我道歉，「對不起！醫生您還在啊？」咦？我一直就在妳旁邊耶！

這就是消除自己氣息的結果吧。之後我也試了幾次，自動門會因感應不到而打不開、結果我的額頭撞上了玻璃門……。別人無法感受自己的氣息，還眞不是件方便的事。

有些離題了，這其實跟焦化沒什麼關係。如果想了解糖化與抗老的重要關係，請慢慢看書的正文。

最後我想說的就是「病從氣開始，老化也從氣開始」。最近也有人說：「美麗從氣開始」。

二〇〇八年四月同志社大學生命科學部抗老研究中心
米井嘉一

國家圖書館出版品預行編目資料

這樣生活，讓你不變老：延遲老化就從避免糖化開始 ／米井嘉一著；張欣綺譯.—第一版.—台北市：樂果文化, 2010.01

面 ； 公分. ——（樂健康；001）

ISBN 978-986-85508-6-5(平裝)

1. 老化 2. 長生法

411.18 98023106

樂健康 001

這樣生活，讓你不變老

延遲老化就從避免糖化開始

作 者／米井嘉一
譯 者／張欣綺
行銷企劃／蔡澤玉
封面設計／蕭雅慧
內頁設計／陳健美
總 編 輯／曾敏英

出 版／樂果文化事業有限公司
社 址／台北市 105 民權東路三段 144 號 223室
讀者服務專線：（02）2545-3977
傳眞：（02）2545-7773
直接郵撥帳號／50118837 號 樂果文化事業有限公司
印 刷／卡樂彩色製版印刷有限公司
總 經 銷／紅螞蟻圖書有限公司
地址：台北市內湖區舊宗二路 121巷28・32 號 4樓
電話：（02）27953656
傳眞：（02）27954100

2010年1月第一版 **定價／280 元** ISBN 978-986-85508-6-5